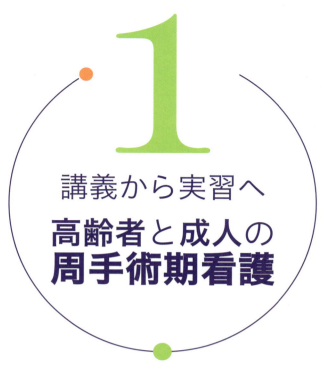

講義から実習へ
高齢者と成人の
周手術期看護

外来／病棟における術前看護

第3版

編著
竹内登美子

医歯薬出版株式会社

執筆者一覧

● 編 集 ────────────────
竹内登美子（たけうちとみこ）　富山県立大学看護学部教授

● 執 筆 ────────────────
岩崎　涼子（いわさきりょうこ）　富山県立大学看護学部
梅村　俊彰（うめむらとしあき）　富山大学大学院医学薬学研究部
桒子　嘉美（くわこよしみ）　富山県立大学看護学部
後藤　紀久（ごとうきく）　岐阜大学医学部附属病院看護部
髙橋由起子（たかはしゆきこ）　岐阜大学医学部看護学科
竹内登美子（たけうちとみこ）　編集に同じ
松田　好美（まつだよしみ）　元岐阜大学医学部看護学科
山田　尚子（やまだなおこ）　日本大学医学部附属板橋病院看護部

（五十音順）

This book was originally published in Japanese
under the title of :

KOGI-KARA JISSHU-HE
KOREISHA-TO SEIJIN-NO SHUSHUJUTSUKIKANGO 1
GAIRAI / BYOTO-NI OKERU
JUTSUZEN KANGO
（From Lecture to Nursing Practice
Perioperative Nursing for Adult and Elderly 1
Preoperative Nursing for Outpatients and
Inpatients）
Editor :
TAKEUCHI, Tomiko
　　Professor, Toyama Prefectural University

© 2000 1st ed.
© 2019 3rd ed.

ISHIYAKU PUBLISHERS, INC.
　7-10, Honkomagome 1 chome, Bunkyo-ku,
　Tokyo 113-8612, Japan

第3版改訂にあたって

　本書は主に，看護学生や新人ナースを対象として執筆したものですが，熟練ナースや手術看護認定ナースの皆様も読者であり，わかりやすいという声を得ています．それらの声に後押しされて，第3版改訂では，写真やビデオ映像を導入し，さらなるわかりやすさに努めました．視覚や聴覚を駆使した学びによって，学習効果が高まることを願っています．

　また，数年前から医師や患者向けの診療ガイドラインが増え，ガイドラインの改訂版も多く発刊されてきています．「急性腹症診療ガイドライン2015」（日本腹部救急医学会・他編集）では，腸管麻痺（イレウス）と腸閉塞の定義が変わりました．「肺血栓塞栓症および深部静脈血栓症の診断，治療，予防に関するガイドライン」（日本循環器学会・他編集）も，2017年改訂版が発行されています．本書はそれらに対応して，内容を更新しています．

　さらに，超高齢社会となったわが国の実情に応じて，高齢者の特徴をふまえた周手術期看護の記述を増やしました．老年症候群やフレイル，サルコペニアの理解などは，今や周手術期看護においても必須事項だといえます．それらの理解とともに，急性期病棟で手術入院や術後の退院支援に関わるナースが，どのような役割を担う必要があるのかという点も加筆しました．

　根拠に基づいた医療／看護実践という点に留意していることは，以前から変わっていませんが，第3版改訂からは，さらに根拠を深めたいという方がすぐに成書を紐解けるように，本文中に文献番号を付して，その引用文献を記載することにいたしました．

　学生や新人ナースの多くは，手術を受けた患者を適切にイメージすることができず，看護援助が患者の回復の後追いになってしまったり，既存の知識を統合することができず，観察したことを看護に結び付けてアセスメントすることができなかったりするものです．しかし，いくつかのヒントやいくつかの参考書等を提示すれば，自ら答えを導き出してくることが多いものです．臨床で実習指導やナースの現任指導を担当しているナースの方々と，大学の看護教員らで執筆された本書が，そのような折に有用な手引きとしてお役に立てば幸いです．

竹内　登美子

はじめに　初版の序

　本書は主に，看護学生や新人ナースを対象としてまとめたものです．読者の方々が，講義や演習などで得た既存の知識を復習・整理することを助け，看護実践（看護学実習）に活かすことができる実践的テキストとして企画しました．

　従来の成人看護学「外科系」や「急性期」，臨床外科看護学などの類書といえますが，周手術期看護 perioperative nursing，すなわち患者が手術療法を選択するか否かに関する看護から，「手術前・中・後の看護」に焦点をあて，退院するまでの一連のプロセスに関わる看護までを整理しました．

　シリーズ 1 は外来／病棟における術前看護，シリーズ 2 は術中／術後の生体反応と急性期看護，シリーズ 3 は開腹術／腹腔鏡下手術を受ける患者の看護です．これらに共通していることは，頻度の高い幽門側胃亜全摘出術を受ける患者の看護を中心に記述しながら，噴門側手術の場合や，食道あるいは大腸手術，腹腔鏡下手術，開胸手術の場合などと比較検討して知識を広げていけるように構成した点です．麻酔に関する知識についても同様で，全身麻酔と硬膜外麻酔下で手術を受ける患者の看護を中心に学びながら，脊椎麻酔の場合との違いが理解できるように構成されています．

　特に，「手術を受ける患者と家族の心理を理解するための看護の要点」，「手術療法の理解と看護実践に必要な解剖・生理学の知識」，「術後合併症予防のための看護技術と指導」に力点をおいています．これらは，周手術期看護の基礎ともいえる必須概念と技術だからです．そしてその際，現在の医療・看護に応じた最新の知見を盛り込んで記述するように努めました．

　その他の特徴としては，章の内容を適切に理解する助けとして学習目標objectives を明示したこと，図表やイラストを多くしてビジュアルな紙面としたこと，知識の整理を促進するために看護過程の展開例を入れたこと，各章に適宜 Q & A や PLUS ONE としてコラムを入れ，追加情報や知識の補足をしたことなどがあげられます．

　学生や新人ナースの多くは，手術を受けた患者を適切にイメージすることができず，看護援助が患者の回復の後追いになってしまったり，既存の知識を統合することができず，観察したことを看護に結びつけてアセスメントすることができなかったりするものです．しかし，幾つかのヒントを与えたり，幾つかの参考書を提示すれば，自ら答えを導き出してくることが多いのも事実です．臨床で実習指導や新人ナースの指導を担当しているナースの方々と，看護教員養成課程および看護大学の教員で執筆された本書が，そのような折に有用な手引きとしてお役に立てば幸いです．

竹内　登美子

CONTENTS

第1章 超高齢社会を迎えたわが国における周手術期看護 ………… 1

1 基礎知識 …………………………………………………………………… 1

❶ 高齢者と成人患者数の年次推移（竹内登美子）………………… 1
❷ 老年症候群（geriatric syndrome）とは（竹内登美子）……… 2
❸ 高齢者に多いフレイルとサルコペニア（岩崎涼子）…………… 3
❹ 高齢者総合機能評価（comprehensive geriatric assessment；CGA）とは（竹内登美子）……………………… 3

2 高齢者と成人の周手術期看護とは（竹内登美子）………………… 5

❶ 周手術期看護の定義 …………………………………………………… 5
❷ 高齢者と成人に対する周手術期看護の共通点と相違点 ………… 5
（1）高齢者と成人にとっての発達課題と看護上の留意点 ……… 5
（2）手術効果やリスクの判断 …………………………………………… 7
（3）高齢者への周手術期看護の留意点 ……………………………… 7

PLUS ONE 高齢者の定義 ……………………………………………………… 8
高齢社会の分類 …………………………………………… 8

第2章 入院前に必要な外来における看護 ………… 10

1 基礎知識（竹内登美子）……………………………………………… 10

❶ 患者の意思決定を支える外来看護の重要性 ……………………… 10
❷ 入院期間の短縮と外来看護の重要性 ……………………………… 12

PLUS ONE 高齢者への手術を決定する4因子 ……………………… 13

2 診断検査を受ける患者の看護（山田尚子）……………………… 14

❶ 放射線検査 ……………………………………………………………… 15
（1）単純撮影 ……………………………………………………………… 15
➡目的…15／方法…15／インフォームド・コンセント…15／検査時の看護…16／
検査結果の看護へのいかしかた…16
（2）消化管造影 …………………………………………………………… 16
Ａ上部消化管造影 ………………………………………………… 16
➡目的…16／方法…17／インフォームド・コンセント…18／検査時の看護…20／
検査結果の看護へのいかしかた…21

PLUS ONE 腹腔内に造影剤が漏出する可能性のある患者に用いられる水溶性造影剤 ………… 18

v

国下部消化管造影；注腸造影 ······· 21

➡️目的…21／方法…21／インフォームド・コンセント…21／検査時の看護…23／
検査結果の看護へのいかしかた…24

❷ 内視鏡検査（endoscopy） ······· 24

(1) 胃内視鏡検査 ······· 24

➡️目的…24／方法…24／インフォームド・コンセント…24／検査時の看護…25／
内視鏡検査の合併症…28／検査結果の看護へのいかしかた…28

(2) 気管支鏡検査 ······· 31

➡️目的…31／方法…31／インフォームド・コンセント…32／検査時の看護…32／
検査結果の看護へのいかしかた…34

PLUS ONE 大腸癌・乳癌の組織学的分類 ······· 35

❸ 超音波検査（echo） ······· 35

(1) 腹部超音波検査 ······· 36

➡️目的…36／方法…36／インフォームド・コンセント…36／検査時の看護…36／
検査結果の看護へのいかしかた…36

(2) 超音波内視鏡検査（endoscopic ultrasonography；EUS） ······· 36

➡️目的…37／方法…38／インフォームド・コンセント…38／検査時の看護…38／
検査結果の看護へのいかしかた…39

❹ CT，MRI ······· 39

(1) CT（computed tomography；単純コンピューター断層撮影） ······· 39

➡️目的…39／方法…39／インフォームド・コンセント…40／検査時の看護…40／
検査結果の看護へのいかしかた…42

(2) MRI（magnetic resonance imaging；磁気共鳴画像） ······· 42

➡️MRIの長所と短所…42／目的…43／方法…43／インフォームド・コンセント…43／
検査時の看護…43／検査結果の看護へのいかしかた…45

❺ PET（陽電子放射断層撮影）検査 ······· 45

(1) FDG-PET（fluoro-deoxy-glucose-positron emission tomography） ··· 45

➡️目的…45／方法…45／インフォームド・コンセント…45／検査時の看護…46／
検査結果の看護へのいかしかた…47

PLUS ONE 診断検査に使用する主な薬剤の作用・副作用 ······· 48

---

3 術前検査を受ける患者の看護 ······· 49

❶ 呼吸機能検査（竹内登美子・松田好美） ······· 50

(1) 基礎知識 ······· 50

➡️年齢と肺活量…50／肺気量分画…51／
拘束性換気障害と閉塞性換気障害…51

(2) スパイロメトリーによる呼吸機能検査 ······· 52

➡️目的…52／方法…52／インフォームド・コンセント…52／検査時の看護…53／
検査結果の看護へのいかしかた…54

(3) 動脈血液ガス分析 ······· 54

➡️目的…54／方法…54／インフォームド・コンセント…55／検査時の看護…55／
検査結果の看護へのいかしかた…56

❷ 循環機能検査（竹内登美子）·· 57
　（1）基礎知識 ··· 57
　　➡循環機能評価のための検査…57／NYHA（New York Heart Association）分類…57／
　　心筋梗塞の既往…58／心臓の刺激伝導系と心電図…58／
　　心電図からの心拍数の計算方法…58
　（2）心電図（標準十二誘導心電図）·· 59
　　➡目的…59／方法…59／インフォームド・コンセント…60／検査時の看護…62／
　　心電図の基本的な見方と看護へのいかしかた…62
❸ 術前の検体検査（竹内登美子）·· 63
　　➡肝機能検査…66／腎機能検査…66／血液凝固・止血機能検査…66／
　　栄養状態に関する検査…66
　　PLUS ONE **成人と高齢者の血圧値について**··································· 67
　　　　　　　　電極装着部の覚え方··· 68

---

4 ▶ 術前化学療法を受ける患者の看護（栄子嘉美）····················· 69
❶ 癌患者が受ける集学的治療··· 69
　（1）癌の病期と術式 ·· 69
　（2）手術が組み込まれる集学的治療の化学療法 ····································· 69
　　Ａ術前化学療法（neoadjuvant chemotherapy；ネオアジュバント療法）······ 69
　　➡目的…69
　　Ｂ術後化学療法（adjuvant chemotherapy；アジュバント療法）············· 70
　　➡目的…70
❷ 癌化学療法·· 70
　（1）抗癌薬の基礎知識 ··· 70
　　Ａ細胞傷害性抗癌薬 ·· 70
　　Ｂ分子標的治療薬 ·· 71
　　➡種類…71
　（2）抗癌薬による副作用 ·· 72
　　➡副作用…72／副作用の評価…72
❸ 術前化学療法を受ける患者の看護··· 72
　（1）術前化学療法を受ける患者の理解 ·· 72
　（2）化学療法の流れと看護の実際 ··· 73
　　Ａ開始前 ·· 73
　　Ｂ投与から終了 ··· 73
　（3）化学療法を受けている患者が手術を安全に受けるためのセルフケア支援··· 75
　　Ａ日常生活における感染・出血予防のセルフケア ··································· 75
　　Ｂ化学療法の副作用による苦痛のセルフケア ······································ 76
　（4）術前オリエンテーション ·· 77
　（5）高齢患者と家族への支援 ·· 77
　　PLUS ONE **パフォーマンス・ステータス（performance status；PS）**········ 78

vii

5 ▶ **入院前の患者心理に対する看護** ················· 79

❶ 患者の心理（山田尚子）················· 79

（1）病気（疾病）をもった患者の心の動き
（時期に応じた患者の心の変化とその対処）················· 79

　➡罹患直後…79／受診・検査を受ける時期…79／結果説明の時期…80

（2）患者のニーズ················· 80

（3）心理面に影響を与える因子················· 80

　➡患者役割行動に影響を及ぼす因子…81／病気（疾病）行動に影響を及ぼす因子…81

（4）不安の内容（病者のストレス）················· 81

（5）適応の方向へ危機を解消していくプロセス（フィンクの危機モデル）··· 81

　➡衝撃の段階…82／防衛的退行の段階…82／承認の段階…82／適応の段階…82

❷ 家族の心理（山田尚子）················· 83

（1）疾病が家族に及ぼす影響················· 83

　➡肯定的影響…83／否定的影響…83

（2）家族のニーズ················· 83

❸ 活動理論と離脱理論の概要と高齢者の理解（竹内登美子）················· 84

　➡社会的活動理論 activity theory…84／
　社会的離脱理論／疎隔理論 disengagement theory…84

第3章 入院から手術前日までの看護 ················· 86

---

1 ▶ **入院・術前オリエンテーション**（竹内登美子）················· 86

❶ 入院オリエンテーション················· 86

　PLUS ONE 入院患者の権利と責任（patient rights and responsibilities）··· 87

❷ 術前オリエンテーション················· 88

（1）術前オリエンテーションの目的················· 88

（2）術前オリエンテーションの主な項目················· 88

　PLUS ONE 内視鏡的切除術とは················· 89

**❸ 術前オリエンテーション実施時に必要な知識；
全身麻酔で開腹術の場合**················· 89

（1）手術予定者の疾患の理解················· 90

（2）硬膜外麻酔法と全身麻酔法の理解················· 91

　PLUS ONE 硬膜外麻酔と腰椎麻酔（脊椎麻酔）の基礎知識················· 93

（3）術式の理解················· 95

（4）手術時間と麻酔時間の理解················· 96

（5）術前トレーニング内容と方法の理解················· 96

（6）術前に準備する物品の理解················· 97

　PLUS ONE 腹帯のエビデンスとT字帯················· 98

（7）術前処置の理解 …………………………………………………………………… 98
（8）麻酔科医，手術室看護師の術前訪問の理解 ………………………………… 100
（9）術後の全身管理と主な術後経過の理解 ……………………………………… 100
（10）入院予定期間と入院費用の理解 ……………………………………………… 101
（11）退院後の日常生活，仕事への復帰時期の理解 …………………………… 101

2 術後合併症を予防するための術前看護 105

❶ 術前の全身状態の観察と看護（竹内登美子）…………………………………… 105
❷ 術前トレーニング（竹内登美子・髙橋由起子）…………………………………… 106
（1）深呼吸法の基礎知識 ………………………………………………………… 107
　➡呼吸運動と呼吸に関する筋…107／
　　リラクセーション（全身弛緩）と呼吸筋のマッサージ…108
（2）深呼吸法の目的 ……………………………………………………………… 108
（3）深呼吸法の原理 ……………………………………………………………… 108
（4）術前の深呼吸の練習法 ……………………………………………………… 108
　➡腹式呼吸…109／胸式呼吸…110
（5）呼吸筋のリラクセーション ………………………………………………… 110
❸ 術前トレーニングとしての含嗽法（髙橋由起子）……………………………… 110
（1）含嗽法の目的 ………………………………………………………………… 110
（2）術後の含嗽開始の時期 ……………………………………………………… 110
（3）含嗽の方法 …………………………………………………………………… 111
❹ 咳嗽による排痰法（竹内登美子・髙橋由起子）…………………………………… 111
（1）基礎知識 ……………………………………………………………………… 111
　➡生理学的な気道内分泌物の量…111／正常な気道の「排出・浄化作用」の要因…111／
　　術前トレーニングとして排痰法を行う理由…112／咳の起こり方…112
（2）咳嗽による排痰法の目的 …………………………………………………… 112
（3）咳嗽による排痰法の原理 …………………………………………………… 113
（4）術前患者に対する排痰法の練習法 ………………………………………… 113
❺ 器具を用いた呼吸法（竹内登美子・髙橋由起子）………………………………… 114
（1）器具を用いた呼吸法の対象 ………………………………………………… 114
　➡呼吸機能が低下している患者…114／高齢患者…114
（2）器具の種類と特徴 …………………………………………………………… 114
　PLUS ONE 高齢者に術前指導を行うときのポイント ……………………………… 116

❻ 早期離床のためのトレーニング（髙橋由起子）………………………………… 116
（1）下肢の運動 …………………………………………………………………… 116
　➡目的…116／原理…116／方法…117
（2）体位変換 ……………………………………………………………………… 117
　➡目的…117／原理…117／方法…117

　PLUS ONE たばこが身体に与える影響は？ ………………………………………… 118
　　　　　 ハフィング（huffing；強制呼出法）とは？ ………………………… 119

　　　 術前トレーニングの関連動画 QR コード ……………………………………… 119

ix

3 術前の患者と家族の心理面に対する看護（竹内登美子）……………… 120

❶ 術前の患者と家族の心理 ……………………………………………… 120

　PLUS ONE 患者‐看護師関係の成立にいかすナースの自己開示 ………… 121

❷ 術前患者教育のための術前アセスメント ………………………… 121

　(1) 学習者の一般的な特徴 ……………………………………………… 122
　(2) 術前患者の特質 ……………………………………………………… 122
　(3) 個人の認知プロセス ………………………………………………… 123

❸ 心理的ストレス理論の活用 ………………………………………… 123

　PLUS ONE ストレス評価の大きな要因である一般的信念とは？ ………… 126

❹ 危機回避モデルの活用 ……………………………………………… 126

第4章 **手術前日の看護** ……………………………… 129

---

1 術前処置（竹内登美子）………………………………………………… 129

❶ 禁飲食 ………………………………………………………………… 129
❷ 消化管のプレパレーション（preparation）……………………… 130
❸ 皮膚の準備 …………………………………………………………… 130

　(1) 体毛の除去（カッティング）……………………………………… 130
　(2) 臍の処置（臍の清潔）……………………………………………… 131
　(3) 入浴（シャワー，清拭）…………………………………………… 131
　(4) 爪切り ………………………………………………………………… 134
　(5) 物品の準備 …………………………………………………………… 134

2 手術室看護師による術前訪問（後藤紀久）………………………… 135

❶ 術前訪問の目的 ……………………………………………………… 135
❷ 術前訪問時の情報収集 ……………………………………………… 135

　(1) 手術申し込み用紙（術前情報用紙）から得る情報 …………… 135
　(2) 医師カルテ，主治医から得る情報 ……………………………… 138
　(3) 看護カルテ，受け持ち看護師から得る情報 …………………… 139
　(4) 患者・家族との面接から得る情報 ……………………………… 139

❸ 術前訪問時の看護 …………………………………………………… 140

　(1) 術前訪問の流れ ……………………………………………………… 140
　(2) 術前オリエンテーションの内容 ………………………………… 141

3 麻酔科医による術前訪問（竹内登美子）…………………………… 144

❶ 麻酔科医による術前訪問の主な目的 ……………………………… 144

❷ 麻酔科医による術前訪問の実際 ················· 144

➡カルテや画像診断類からの情報収集…144 ／
診察（気管内挿管による全身麻酔と硬膜外麻酔が予定されている患者の場合）…144 ／
麻酔に関するインフォームド・コンセント…145

PLUS ONE アレン（Allen）テストとは？ ················· 146
薬剤師による術前訪問と薬剤管理指導業務 ················· 146
手術を受ける患者の自己概念 ················· 147

第5章 手術当日の看護 ················· 148

1 手術当日の患者と家族に対する看護 （竹内登美子）················· 148
❶ 看護目標と期待される結果 ················· 148
❷ 患者と家族に対する心理的援助 ················· 149
❸ 身体的準備に関する援助 ················· 149

➡絶飲食と内服薬の確認…149 ／バイタルサインの測定と睡眠状況の確認…149 ／
清潔…150 ／排泄…150 ／着替え…150 ／身のまわり品の除去…150 ／輸液…150 ／
前投薬（プレメディケーション premedication）…151

2 手術室看護師への引き継ぎ （竹内登美子）················· 152
❶ 引き継ぎ事項 ················· 152

➡氏名，年齢，性別，病棟…152 ／血液型，感染症…152 ／アレルギー…152 ／
身体の清潔…152 ／手術野の体毛チェック…153 ／絶飲食…154 ／
最終排尿時間と排尿量，排尿方法（自尿，導尿，留置）…154 ／
最終排便の月日，時刻，方法（自然，下剤，浣腸）…154 ／身のまわり品の除去…154 ／
手術当日の輸液・輸血…154 ／心身上の問題点，その他…154 ／手術室への持参物品…155

❷ 手術室への患者の移送と引き継ぎの実際 ················· 155

第6章 術前の看護過程の展開 ················· 156

看護過程の展開 （梅村俊彰）················· 156
❶ 事例 ················· 156
（1）患者の概要 ················· 156
（2）患者の経過 ················· 156

➡外来受診から入院までの経過…156 ／入院後から手術までの経過…158

❷ アセスメントと看護診断 ················· 158
（1）アセスメント ················· 159
（2）看護診断 ················· 161

xi

❸ 解決目標・具体策 162

❹ 看護の実際と評価 164

付録 （竹内登美子） 166

❶ 周手術期看護に役立つ知識：Q&A 166

**❷ 周手術期看護：主な看護診断に対する
具体策と理論的根拠** 171

❸ 術後日数に応じた術後合併症と看護の要点 175

索引 176

装丁・本文デザイン／株式会社 サンビジネス　　イラスト／ホンマヨウヘイ・卯坂亮子

第1章

超高齢社会を迎えた わが国における 周手術期看護

1 基礎知識

OBJECTIVES

1 わが国における65歳以上の高齢者について，外来と入院の年次推移の実際を理解する
2 老年症候群とは何かについて説明できる
3 高齢者の生活機能評価について，具体的な項目をあげることができる

❶ 高齢者と成人患者数の年次推移

　世界で最初に超高齢社会を迎えたわが国にとって，高齢者とその家族が安心して生活できるための方策を講じることは必須の課題である．厚生労働省の報告による「年齢階級別にみた推計患者数の年次推移（図 1-1）」を見ると，65歳以上の高齢者の入院では，1965（昭和40）年に89.8千人であった患者数が，1990（平成2）年には694.4千人となり，2014（平成26）年には937.3千人へと増加してきている．外来の高齢患者数もまた，同様に増加してきている．

　このようななか，身体疾患のみならず加齢現象に伴う脳神経変性による認知症を患う高齢者も増加しており，手術に関する意思決定の支援や，術前・術後の指導のあり方などが問われてきている．厚生労働省の発表によると，わが国全体における認知症患者は2012年時点で462万人であり，2025年には約700万人となる見込みである．手術を受ける・受けないにかかわらず，大きな社会問題として捉え，地域全体で対処していくことが求められているのである．

1　基礎知識

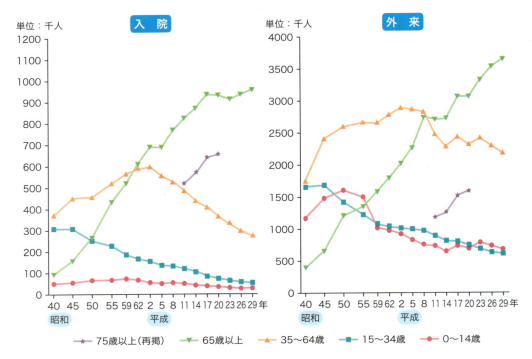

注：1）平成8年以前は，「75歳以上」を表章していない．
　　2）平成17年から，診療所の調査の期日については，休診の多い木曜日を除外した．
　　3）平成23年は，宮城県の石巻医療圏，気仙沼医療圏及び福島県を除いた数値である．

図 1-1　年齢階級別にみた推計患者数の年次推移

厚生労働省　平成29年患者調査の概況「年齢階級別にみた推計患者数の年次推移」を元に作成
https://www.mhlw.go.jp/toukei/saikin/hw/kanja/17/index.html（2019年2月23日閲覧）
（推計患者数とは，調査日当日に，病院，一般診療所，歯科診療所で受療した患者の推計数のこと）

❷ 老年症候群（geriatric syndrome）とは

　老年症候群とは，青壮年者にはみられないが，加齢とともに現れてくる身体的および精神的諸症状や疾患のことである．現在，少なくとも50以上の老年症候群があげられている．その特徴としては，①出現の頻度が高いこと，②複数の症状を併せ持つこと，③症状が致命的でないこと，④寝たきりとなる原因の上位を占めること，などである．

　老年症候群は誰にでも起こる加齢による生理的老化に伴う症状（視力低下，難聴，夜間頻尿，年相応の物忘れなど）と，疾病や外傷による病的老化に伴う症状が重複している．この病的老化に伴う症状には，心理社会的条件に影響されて出現してくる二次的な症状も含まれる．

　多くは栄養に関するもの，歩行移動を中心とするADL障害，認知機能障害，うつ病など精神神経系心理的問題，種々の感染症に大別され，その根底には，老化に起因する種々の代謝・内分泌異常，免疫機能の異常などが内在している．

　主な症状としては，次のようなものがある．
　脱水，体重減少，発熱，低体温，浮腫，頭痛，意識障害，呼吸困難，視力低下，認知症，

難聴，失禁，褥瘡，誤嚥，便秘，転倒骨折，腰背痛　など．

　これらの老年症候群は，さまざまな原因があるうえに，高齢者の生きざまや社会における環境に影響されるので，症状だけに注目するのではなく，人間としての高齢者の全体像をアセスメントすることが重要である．周手術期看護を行ううえでは，術前からの高齢者の総合的アセスメントを十分に実施し，それをその人の基準として考えながら術後のアセスメントを実施していくことが重要である．また，家族からの情報収集を積極的に行い，本人と家族の意向にそった看護展開が求められる．

❸ 高齢者に多いフレイルとサルコペニア

　加齢に伴う予備能力の低下，ストレスに対する脆弱性が増大した状態は，frailtyと表現され，後期高齢者の多くは，健康な状態からfrailtyという中間の段階を経て，要介護状態となる．frailtyの日本語訳として，2014年5月に日本老年医学会により提唱されたのが「フレイル」であり[1]，予防に取り組むことの必要性が指摘された．フレイルの診断方法には統一された基準はないが，代表的なものとしてFriedらは，①体重減少，②倦怠感（疲れやすさ），③活動性の低下，④握力の低下，⑤歩行速度の低下のうち，3つ以上の該当で「フレイル」，1〜2つに該当する場合を「プレフレイル」，いずれにも該当しない場合を「健常」という3つのカテゴリーに分類した[2]．フレイルは，身体的問題だけではなく，認知機能を含む精神・心理的側面，社会的側面における問題を含んでいる．フレイルの状態を早期に発見し，医療介護に携わる専門職が，それぞれ適切な介入（栄養・運動管理，基礎疾患のコントロール，感染症予防などの総合的な対応）を行うことによって，フレイルの進行を防ぎ，生活機能の維持・向上を図ることが期待される．

　一方で，サルコペニアとは，「高齢期にみられる骨格筋量の減少と筋力もしくは身体機能（歩行速度など）の低下」と定義される．アジア人のための診断基準が，Asian Working Group for Sarcopenia（AWGS）により提唱され（図1-2），わが国においても，この診断基準の使用が推奨されている．また，加齢以外に原因が明らかでない場合は「一次性サルコペニア」（加齢性）とし，1つ以上の原因が明らかな場合は「二次性サルコペニア」とされ，「二次性」は活動に関連するもの，疾患に関連するもの，栄養に関連するものに分類される[3]．

　サルコペニアの対策として，筋力・筋肉量の維持・増加のための適切な運動と良質なたんぱく質の摂取は欠かせない．サルコペニアにならないように予防すること，早期に発見し，早期に介入することが重要である．また，入院患者では複数の要因による「二次性サルコペニア」が多く認められる．「とりあえず安静」「とりあえず禁食」という不要な安静・禁食を避け，早期離床と経口摂取を行うことで，廃用性筋萎縮をできるだけ予防する必要がある．

❹ 高齢者総合機能評価（comprehensive geriatric assessment；CGA）とは

　高齢者総合機能評価すなわちCGAとは，高齢者の病態を「疾患」と「生活機能障害」の

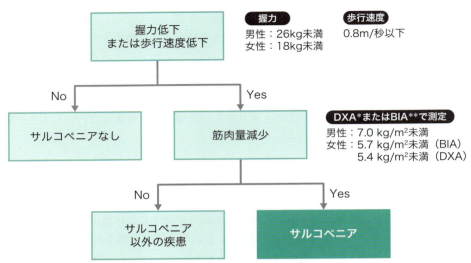

図 1-2　AWGS の診断基準

両方から捉え，QOL を高めようとする方法のひとつである．疾患のみに注意を向けて，高齢患者や家族が困っていることを見落とさないように，身体的，精神的，社会的側面から総合的に評価することが重要である．

①医学的評価
②生活機能評価

　a．高齢者の身体的能力を把握する
　・日常生活動作（ADL），手段的日常生活動作（IADL）

　b．高齢者の精神的状態と認知機能を把握する
　・認知機能：改訂長谷川式簡易知能評価スケール（HDS-R），
　　mini-mental state examination（MMSE）
　・うつ状態：geriatric depression scale（GDS）

これらに介護環境やキーパーソン，生活環境などの生活特性を加味して，総合評価を行う．その際，家族の介護負担を知りたいときには「ザリット Zarit 介護負担尺度」が，転倒リスクを評価したい場合には「転倒スコア」などが役立つであろう．

術前からこのような高齢者総合機能評価（CGA）を実施しておけば，術後の評価に役立てることができるだけでなく，高齢者の生活の質を重視した医療・看護展開につなげることが容易になると思われる．さらに，術前から術後の退院を見据えた協議を，医師・看護師だけでなく，高齢患者とその家族を含めたうえで，医療ソーシャルワーカー，理学療法士，作業療法士，言語聴覚士，介護福祉士，あるいは地域の介護支援専門員などとのチームで実施していくことが「高齢者医療・ケアの質の向上」にとって必須である．

2 高齢者と成人の周手術期看護とは

OBJECTIVES
1. 周手術期看護の3段階を理解する
2. 高齢者と成人にとっての発達課題と看護上の留意点について理解する
3. 高齢者の周手術期看護の留意点を理解する

❶ 周手術期看護の定義

　広義の周手術期看護（perioperative nursing）とは，「手術療法を選択した患者が，術前・術中・術後を経て退院するまでの一連のプロセスに関わる看護」のことである．その特徴から3段階に分けることができる．すなわち，第1段階の手術前期（preoperative phase）とは，手術が決定した時点から患者を手術室へ移送するまで，第2段階の手術期（intraoperative phase）とは，患者を手術室に移送してから手術を終えて抜管するまで，第3段階の手術後期（postoperative phase）とは，手術終了後（抜管後）の急性期から病棟での回復期を経て，患者が退院し家庭・社会復帰するまでである．狭義の周手術期看護では第2段階を中心に「手術前・中・後の看護」をいう．

　実際には，外科外来を訪れ諸検査を受けた患者が，医師から手術療法と他の治療法に関する説明を受け，どちらを選択すべきか悩み，迷う段階がある．あるいは手術療法を受けるということについては決心したものの，どの病院を選択し，どの術式を選択することが自分にとって最も良いのだろうかと考え，迷う患者も多い．このような状況はインフォームド・コンセントが広く実施されるようになり，患者の意思決定が尊重されるようになるにつれて，表面化してきているように思える．第1段階の手術前期の看護は，「患者がどのように手術療法を決定するかに関わる看護から，手術室へ移送するまでの看護」であるといえよう．

❷ 高齢者と成人に対する周手術期看護の共通点と相違点

　高齢者と成人に対する周手術期看護の共通点と相違点の詳細については，各該当箇所で述べるが，ここにその要点をまとめたので，まず一読して概要をつかんでいただきたい．

（1）高齢者と成人にとっての発達課題と看護上の留意点

　エリクソン（Erikson, E. H.）の心理社会的発達理論によると，成人期における発達課題は，生殖性・生産性である．これは結婚・育児だけでなく，社会的な業績や知的・芸術的な創造も含むものであるとされる．その次の段階である老年期の発達課題は，自我の統合性である．今までの生活を総合的に評価し直し，自分の人生を受け入れて，肯定的に統合するというものである．さらに，エリクソンは自分が90歳に近い高齢になったときに，今までの発達課

題では不十分であるとして，さらなる段階として「超越」について述べている．「老年的超越」に達した個人の体験は，"90歳近くになると関心事は自分に関係するものに限定され，今ここで，このときに生きる自分を中心とした世界に限定されてくる"，"未来はせいぜい明日か数日後までのことである"，"死は親しいものとなってくる．それは全ての生けるものが必ず辿る道である"[4]と述べている．

　今までは平均寿命が短く，高齢者に関する研究が少ないなかで，高齢者の発達課題に関する上記の内容は注目に値するものであろう．定年前の60歳代までの成人と，定年後の65歳以上の高齢者，あるいは90歳近い超高齢者では，各々が重要だと捉えるものが異なってくると思われる．ただし，加齢に伴って個人差が大きくなるので，暦上の年齢にとらわれないで，以下の高齢者に対する一般目標をふまえたうえでアセスメントすることが最も大切であることはいうまでもない．

　(1) 尊厳が保たれていること
　(2) 経済的に安定していること
　(3) 必要なヘルスケアが受けられること
　(4) 充実した社会活動が継続できること

　しかしながら，加齢や疾病による身体的変化や日常生活に支障が出るようになると，社会的役割が変化し，ボディイメージの変化なども生じてくることが予測される．手術が必要だという状況などは，まさにこのような変化の元になる．

　一般的に高齢者に対する看護目標は，救命・延命治療よりも苦痛緩和のほうが優先される．特に超高齢者の場合がそうであり，最先端医療を駆使して高齢者の命を救ったとしても，生活の質が低下し，筋力や反射機能，認知機能などが低下して，本人の意思確認が不十分なまま天寿を全うする時期が来てしまうというリスクが高いからである．心肺の予備能力があり，生殖性・生産性の時期にある成人とはこの点が大きく異なる．高齢者に手術を行う目的は「生活の質の維持・向上」であることを忘れてはならない．

　手術という身体侵襲が大きな治療を選択する際には，次のような治療に伴う合併症のリスクを十分に考えて，本人と家族へのインフォームド・コンセントを行うことが重要である．

〈入院加療・手術療法に伴うリスク〉
　(1) せん妄
　(2) 認知機能低下
　(3) 呼吸機能低下
　(4) 転倒
　(5) 血栓症
　(6) 薬剤多用
　(7) 感染
　(8) 廃用性筋萎縮
　(9) 栄養障害

（2）手術効果やリスクの判断

手術の効果やリスクを判断する際は，次のような項目について検討するとよい．

・生存率や合併症率

・手術終了に関する満足度

・日常生活動作（ADL）や生活の質（QOL）の手術後の変化

上記に対する短期的な評価では，高齢者も成人もさほど大きな差はないと思われるが，これらについての長期的な評価ではどうであろうか．かつて「寝たきりは急性期病棟でつくられる」という言葉が聞かれたくらい，術後の安静によって高齢者のセルフケア能力が低下し，歩行困難や認知機能低下にまで及ぶというリスクがある．

一方，加齢とともに不可逆的な老衰プロセスをたどっている虚弱高齢者に対して，積極的な術後リハビリテーションプログラムを組んで，無理な歩行訓練を行うようなことはないだろうか．ある時期においては車椅子移動に切り替えて，その人の希望にそった無理のない日常生活行動を計画することも必要である．

（3）高齢者への周手術期看護の留意点

高齢者の看護の難しさのひとつは，加齢による影響は個人差が大きく，その多様性を認めて，それに応じたケアを展開していくことが求められる点にある．

・高齢者は既往疾患が多いので，それらを術前に的確に評価し，術前ケアを計画的に実施する．

・高齢者は予備能力の低下を認める人が多く，合併症を起こした場合の治療は困難を極めることが多い．ゆえに，術前から合併症予防のケアを十分に実施する．

・高齢者に術前・術後の指導を実施する際には，老化による感覚や知覚の変化などに留意する必要がある．成人に使用していたパンフレット類を大きな文字に修正したり，静かな環境でゆっくりしたペースで指導を行う．

・患者教育の場には，家族の参加を計画する．

・術後の ADL や QOL の評価を的確に行うには，術前の評価が重要である．ゆえに，理学療法士らの協力を得ながら術前の評価を行い，それに応じた計画を立案・実施する．

一昔前は，75 歳以上の高齢者は手術禁忌とされていたが，今日においては医療技術の発展や麻酔薬の改良などによって，85 歳以上の超高齢者であっても，かなり安全に手術ができるようになった．しかし，術後合併症の発生率は成人よりも高率であり，合併症を併発すると入院期間も延長するということが明らかとなっている．特に，術後せん妄や術後呼吸不全の発症が多く，これらによる入院期間の延長によって，筋力や認知機能が低下していくという悪循環が生じることを防ぐことが，大きな看護上の課題である．

また，高齢社会を反映した家族背景として，高齢者夫婦のみや高齢者の一人暮らし，施設入所からの患者が増加していることがあり，退院支援・調整の必要性が高まってきている．退院が決まってから在宅療養が困難という状況にならないように，例えば，「術後の ADL が低下する場合の長期ケアは誰がするのか？」など，退院後の生活環境に関する情報を事前に収集し，入院時から手術後の退院支援・調整を行う必要がある．この際，疾病に対する知識や情報のみならず，退院後の生活に対する患者・家族の思いを聞き取って対処していくこ

とがいっそう求められているのである．専門職チームによる協働を推進しながら，看護職としての責務を十分に発揮していかなければならない．

PLUS ONE

高齢者の定義

世界保健機関（WHO）の定義では，65歳以上を高齢者としています．
　　前期高齢者＝65〜75歳未満
　　後期高齢者＝75〜85歳未満
　　超高齢者＝85歳以上
しかし，高齢者を65歳以上と定義することに対して，異なる意識も存在しています．例えば，2007年の内閣府調査では，各年齢階級ともに「およそ70歳以上」を高齢者だと思うという回答が40.9〜51.9％と最も高くなっています．

また，日本老年学会と日本老年医学会では，現在の高齢者は10〜20年前の高齢者と比較して加齢に伴う身体的機能の衰退が5〜10年遅延しており，「若返り」現象がみられているという理由から，2017年に65歳以上の人を次のように区分するという提言をしています．
　　65〜74歳　准高齢者　准高齢期（pre-old）
　　75〜89歳　高齢者　　高齢期（old）
　　90歳〜　　超高齢者　超高齢期（oldest-old, super-old）
さてあなたは何歳くらいの人を高齢者だと思っていますか？
暦年齢ではなく，「身体を自分の力で動かせなくなったとき」，「定年退職して年金をもらい始めたとき」などという考えもありますね．

PLUS ONE

高齢社会の分類

65歳以上の人口が総人口に占める割合によって以下のように分類されています．
　　高齢化社会とは，高齢化率が7〜14％未満
　　高齢社会とは，高齢化率が14〜21％未満
　　超高齢社会とは，高齢化率が21％以上
わが国の国勢調査の結果では，1970（昭和45）年に7.1％で高齢化社会になり，1995（平成7）年に14.5％で高齢社会になったことがわかっています．また，人口推計の結果では，2007（平成19）年に21.5％となり，超高齢社会となりました（総務省2011年発表による）．

引用文献

1) 日本老年医学会：フレイルに関する日本老年医学会からのステートメント．2014．
http://www.jpn-geriat-soc.or.jp/info/topics/pdf/20140513_01_01.pdf（2019年3月4日閲覧）
2) Fried, L.P., Tangen, C.M., Walston, J., et al; Cardiovascular Health Study Collaborative Research Group：Frailty in older adults：Evidence for a Phenotype. Journals of Gerontology Series A Biological Sciences and Medical Sciences, 56(3)：M146-156, 2001.
3) サルコペニア診療ガイドライン作成委員会：サルコペニア診療ガイドライン2017年版．pp. XII - XIII , p.2. ライフサイエンス出版，2017．
4) E.H. エリクソン・J.M. エリクソン著，村瀬孝雄・近藤邦夫訳：ライフサイクル，その完結（増補版）．pp.181-190, みすず書房，2008．

第2章

入院前に必要な外来における看護

1 基礎知識

OBJECTIVES

1 わが国におけるインフォームド・コンセントの概要を理解し，患者の意思決定を支える外来看護のあり方について考察する

2 入院期間の短縮化に伴う，外来における術前看護の重要性を理解する

❶ 患者の意思決定を支える外来看護の重要性

手術療法は通常，医師と患者の双方が「疾病の治癒に対する最良の方法は手術である」と認識したときに決定される．このような意思決定（decision making）は，①問題の判別，②いくつかの代替案の決定，③最も適した代替案の選別の3段階より成るので，患者が適切な意思決定を下すためには，疾病といくつかの治療方法に対する十分な理解が必要である．

上腹部痛のために外来受診した患者の場合について考えてみよう．胃カメラの結果，早期胃癌であることが本人に伝えられる．突然の告知に患者は驚き，とまどい，不安感情が高まるなかで，医師は患者に手術療法を勧める．そして同時に，他の治療法を選択した場合と手術療法を選択した場合の予後の違いなどについて説明し，手術の時期などについて家族と十分に相談すること，これからいくつかの術前検査を実施する必要があること等々を話して，その日の外来診察を終える．このように生命を脅かすような病名の告知を受けた患者の多くは，怒り・不安・恐怖といった感情を抱きながら，次のような意思決定を比較的短期間で行わなければならない．

(1) 医師の告知内容を真実だと受け止めるかどうか（誤診ではないのか）

(2) セカンドオピニオンを受けるかどうか

(3) 今後どこの病院でどのような治療を受けるか

(4) 手術を受けるとしたらいつにするか

このような場合，外来看護師にはどのような援助が求められているのであろうか．看護の
マンパワー不足から，患者の誘導役が外来看護業務の大半を占めているような現実もあろう．
しかし，**大切なことは看護師自身が，告知に対して意思決定を迫られている患者の支援者で
あり，医師との調整者であるという自覚をもつことである．そしてそのことを患者へ伝える
ことが最も重要である**．特に前述のような場面における患者は衝撃を受けており，一度に多
くの説明を行っても理解困難であることが多い．患者の情緒面を支える思いやりのある態度
で接しながら，患者の援助者としての看護師の存在を伝え，患者が必要とするときに必要な
関わりをもつことができるということを伝えておくことが必要である．また，外来に看護相
談室などが設置されている病院であれば，その利用を知らせることも有効である．告知に対
する患者の反応は個々様々なので，最適な時期に最適な情報を提供し，患者と家族（あるい
は患者にとっての重要他者）が意思決定していく過程を支援するということが非常に重要な
のである．

　"悪性新生物"すなわち癌がわが国の死亡原因の第一位になったのは，1981年のことであ
る．この頃から患者と医療従事者が一体となって"癌"と闘っていく体制の必要性が広がっ
ていった．そのためには本人に癌告知を行い，治療に理解と協力を得ることが必要であると
いうこと，さらに癌告知は患者自身にとっても自らの人生をどう生きるかを考えるために必
要なことであるという認識が広がっていった．そして癌に対する医療は，延命治療だけでは
なく，患者の生活の質（quality of life）を維持する（高める）ことが重要であるという認識
のもとに，術式についても"広範囲切除術"と"縮小手術"の利点と欠点が検討されてきた．
わが国においてインフォームド・コンセント（informed consent）と患者自身による意思決
定の重要性が唱えられるようになってからはまだ歴史が浅く，多くの課題を残しているが，
確実に広がってきている．

　1998年4月1日から施行された第3次医療法改正のなかには「インフォームド・コンセ
ント／医師・歯科医師・薬剤師・看護師等は，患者に適切な説明を行い，理解を得るよう努
めなければならない」という，条項が新設されている．インフォームド・コンセントは，医
師と患者の間で行われる検査・治療・処置に関する「適切な説明（inform）と同意（consent）」
のみではなく，看護師も看護援助時には患者へ「適切な説明」を行い，「患者の理解を得る」
必要があるというものである．看護師は，以前のように医師が患者へ手術の説明をする際の
立会人や，患者と医師の間の調整役のみに終始するのではなく，看護判断に基づいた主体的
関わりを実施していかなければならない．特に外来においては，胃内視鏡検査のような診断
検査や，心電図や肺機能検査など多くの術前検査が実施される．それらが侵襲的な検査であ
ろうとなかろうと，また書面での承諾（同意）をとるとらないにかかわらず，丁寧な説明を
実施し患者の理解を得ておくことが必要である．

　手術に関するインフォームド・コンセントで説明すべき内容は，おおむね次のようなもの
である．

（1）病名，病状
（2）手術の必要性，予定している術式，予定している麻酔法
（3）予定している手術の危険性，起こりうる合併症とその対処法
（4）術前・術後に必要な検査や処置

（5）術後経過，入院期間
（6）手術後の身体的変化，日常生活への影響
（7）他の術式や治療法の可能性
（8）検査や手術にかかる費用
（9）術後の各種ストレスに起因する術後せん妄の可能性と発症時の対応について

　まず，患者は外来で医師や看護師から説明を受け，入院後に再度主治医と麻酔科医，および受け持ち看護師などからの説明を受けて，手術承諾書（同意書）と麻酔承諾書（同意書）にサインをすることになる．

　癌（疾病）の根治という目標達成に向かって，複数の代替案のなかから患者自身が「自分にとって最適だと考える治療法や医療施設を決定」していけるように援助するためには，看護師の熟練したコミュニケーション技術，疾病・治療に対する知識，ストレスマネジメントや患者が活用できる資源に対するマネジメント能力などが必要である．

❷ 入院期間の短縮と外来看護の重要性

　手術を受ける患者の入院期間の短縮化が促進されるなかで，術前検査はもちろんのこと，術前トレーニングや術前オリエンテーションなども外来において指導されるようになってきている．また，入院前の外来における看護が始まった時点において，手術および退院を考慮した看護計画が立案され，その計画に沿った看護が実践されるようにもなってきている．

　例えば，胃切除術が予定されている合併症のない患者の場合，入院は手術前日か前々日であり，術前オリエンテーションや術前トレーニングのパンフレット類は外来で手渡されることが多くなった．さらに，術後の主な処置や一般的経過，退院後の生活指導を含めたパンフレット類を，入院前の外来で渡している病院もある．患者は疑問点を看護師に聞きながら，パンフレット内容に基づいた術前トレーニングを自宅で実施し，入院となる．パンフレット内容を十分に理解し，術前トレーニングを効果的に実施したかどうかについては個人差が大きく，外来でどのような指導が行われたかが問われるところである．

　術前の患者指導の場が病棟から入院前の外来へと移動しても，患者が手術に対して抱く期待や不安は変わることがない．従来のように 24 時間体制で患者の反応などを観察し，補足説明することが難しくなった分だけ，外来での術前指導内容や指導方法のいっそうの充実が望まれる．

　このようななか，300 床以上を有する全国の病院の消化器外科系外来の看護管理者を対象として，質問紙調査を行った高島らの調査によると[1]，術前指導を外来看護師が個別に実施しているとの回答は51.6％であり，その他は外来受診時に病棟で実施，あるいは病棟看護師が外来で実施，術前教育センターで集団指導という回答が報告されていた．また在院日数が短縮したことによる看護への影響では，患者の自立にとってよい（86.1％），外来看護でフォローする患者が多くなった（84.8％）という反面，家族の負担が増す（83.5％），患者に術後の不安が残っている（78.8％）という結果が示されていた．さらに，術前の患者の心理的援

助が不十分である（60.1％），術前の患者の身体的準備が不十分である（41.5％）という結果が示されており，今後の課題としては，院内や地域における看看連携の必要性やチーム医療の重要性が述べられていた．

高齢者への手術を決定する4因子

　高齢者への手術を決定する因子は次の4つですが，このうちの「本人の承諾」において，例えば認知機能が低下している人の場合には，どうしたらいいのでしょうか．
①医学的基準
②本人の承諾
③QOLへの配慮
④退院後の生活環境への配慮

　認知症の人であっても，まず本人に説明することが大前提ですが，判断が困難であったり，そのときそのときの判断が異なる可能性があったりしますので，代諾者にもインフォームド・コンセントを実施する必要があります．
　代諾者とは，被験者の意思および利益を代弁できると考えられる者であり，次のような選定方針が決められています．イあるいはロの者ということですが，ポイントは「家族などの意思ではなく，高齢者の意思及び利益を代弁できる者」という点にあります．

【代諾者の選定方針】
　イ　当該被験者の法定代理人であって，被験者の意思および利益を代弁できると考えられる者
　ロ　被験者の配偶者，成人の子，父母，成人の兄弟姉妹もしくは孫，祖父母，同居の親族またはそれらの近親者に準ずると考えられる者

 引用文献

1）高島尚美・他：在院日数短縮に伴う消化器外科系外来における周手術期看護の現状と課題．慈恵医大誌，125（6）：231-238，2010．

2 診断検査を受ける患者の看護

OBJECTIVES
1 診断検査の種類と目的，方法を理解する
2 診断検査における患者へのインフォームド・コンセントを理解する
3 診断検査の検査前・中・後の看護を理解する
4 診断結果の看護へのいかしかたを考察する

　疾病の早期発見，確定診断，進行状況の把握のためには，いくつかの検査を組み合わせる必要がある（図2-1）．検査には診断検査（専門的な技術を用いて行われる透視や身体機能検査など）と，検体検査（患者から採取する尿・血液・痰などを用いた検査）があるが，ここでは前者についてのみ記述する．

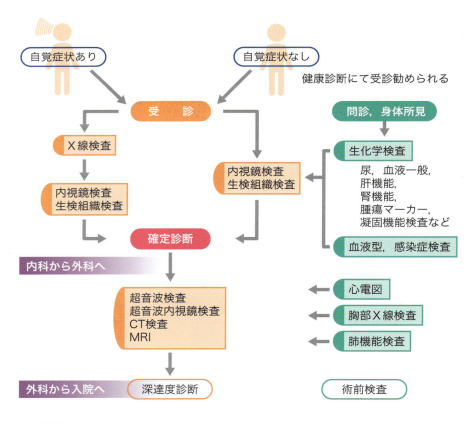

図2-1　手術目的で入院となるまでの検査

〈診断の種類〉　存在診断：病変の有無を診断する.
確定診断：病変が何かを確定する.
病期診断：大きさや広がりを診断する.
効果判定：治療後の効果判定をする.

❶ 放射線検査

（1）単純撮影

◆目 的

〔胸部単純X線写真〕

・入院時のルーチン検査，術前検査の1つとして行う.
・咳・痰・血痰などの呼吸器症状に対する検査・診断をする.
・呼吸器疾患をもつ患者の病状把握，治療効果の判定をする.
・健康診断として特に肺癌や肺結核の有無を診断する.

〔腹部単純X線写真〕

・入院時のルーチン検査，術前検査の1つとして行う.
・腹部疾患のスクリーニング検査として行う.
・腹腔内のガス像および液体像から胃・十二指腸潰瘍の穿孔，腸閉塞などの検査・診断をする.
・腎・尿路系の結石，胆嚢・胆管・膵臓の結石の検査・診断をする.
・腰椎などの脊椎異常の検査・診断をする.

◆方 法

〔立位正面の前後方向撮影〕

　　立位撮影台のフィルム面に胸部・腹部を向け，立った姿勢で行う（後→前）.

〔仰臥位正面の前後方向撮影〕

　　臥位撮影台に患者を臥床させ，下肢を伸ばして行う（前→後）.

　　立位正面，仰臥位正面とも撮影時の呼吸停止は吸気時に停止し，体動を静止させて撮影する.

〔その他〕

　　少量の胸水貯留が疑われるときには横向きで撮影を行うこともある.

　　乳癌など乳房の病変を診断するためには，マンモグラフィーという非常に低い電圧で発生させたX線を用いた撮影を行う. 乳房を台に乗せ，圧迫板にはさんだ状態で上下・左右の2方向から撮影をする.

◆インフォームド・コンセント

①検査の目的・方法が医師より説明されるので，その理解度・疑問の有無を確認する. 対象に合わせて補足説明を行い，患者の理解を得ておく.

②検査室の場所は，院内見取り図を使用して説明する．

③検査時間は数分であること，X 線が体内を通過するときの苦痛はまったくないことを説明する．

④女性の場合には，妊娠の可能性の有無を確認し，可能性がある場合には行わない（月経開始第 1 日〜 10 日以内に撮影するのが望ましい）．

⑤結果がわかる時期（次回受診日の目安）を説明する．

◆検査時の看護

・検査室の場所がわからない場合や自分 1 人で移動できない場合には，誘導または移送を行う．

・撮影部位にかかる貴金属類（アクセサリー，ベルト，ボタンのついた下着など）や湿布類，腹巻などをはずす．

・撮影中は動かないこと，疼痛があるときには枕や体位の工夫をするので疼痛の部位と程度を診療放射線技師に伝えることを説明する．

◆検査結果の看護へのいかしかた

他の画像診断や生検結果と合わせて，疾病の診断や進行度，および術式を決定するための補助検査として行われることが多く，医師が X 線写真を読影する．看護師はその読影結果を患者の日常生活援助に活用する．

例えば，無気肺が認められた場合には，患側を上にした体位をとるほうが安楽であることを指導する．また術前検査としての X 線写真は特に術後と比較して，患者の健康状態をアセスメントする際に活用する．

このようにどのような検査であっても，その結果を看護計画に活用し，個別性ある看護を実践することが最も重要である．

（2）消化管造影

腹部の特定臓器の検査のため造影剤を使用する．消化管造影の場合には，主として硫酸バリウム剤（Ba）を用いる．粘膜面では陥没している部分は硫酸バリウム剤の「たまり」として，隆起している部分は硫酸バリウム剤の「ぬけ」として抽出され，粘膜面の変化を知ることができる．硫酸バリウム剤と空気の白黒の濃淡差を利用することによって粘膜の微細な変化を演出する方法は二重造影法と呼ばれる（図 2-2）．

造影法は，部位別には上部（食道，胃，十二指腸，小腸）と下部（大腸，直腸）に分けられる．下部造影法は注腸法と呼ばれる．

簡単な検査であるが高齢者や術後などの ADL が低下した患者には，更衣・移動などの際の転倒に注意し，適切な援助が必要である．

Ⓐ 上部消化管造影

◆目 的

食道，胃，十二指腸の走行，位置，形態を観察し，病変の有無，部位，浸潤範囲を診断する．

〈上部消化管造影の場合〉

① 仰臥位二重造影第1斜位像

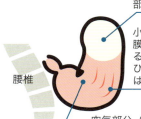

腰椎

仰臥位ではバリウムは胃底部に溜まり丸く白く映る

小彎線の変化と大彎側の粘膜ひだが1本1本よく見えるようにする．辺縁や粘膜ひだはバリウムが付着してはっきり見える

空気部分（胃壁が伸展されている），前庭部小彎を正面視できる．

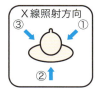

X線照射方向

② 腹臥位二重造影半立位正面像（胃体上部前壁）

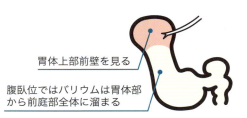

胃体上部前壁を見る

腹臥位ではバリウムは胃体部から前庭部全体に溜まる

〈下部消化管造影の場合〉

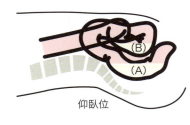

仰臥位

バリウムは低い部分の(A)，(B)にたまり，空気で腸管壁が伸展されている状態

③ 仰臥位第2斜位像

第2斜位のほうが二重造影になりやすい

S状結腸・下行結腸

図 2-2 二重造影法

▶方法

① 立位で造影剤（硫酸バリウム剤）を2～3口飲用し，食道，胃の概観や通過状態を観察する．
② 腹臥位にて撮影し，前壁の粘膜の状態を観察する．
③ 硫酸バリウム剤約200 mLを飲用し，立位，腹臥位にて胃の形状，壁（輪郭）の状態を観察する（図 2-3）．
④ さらに発泡剤を飲用し，仰臥位にて後壁粘膜の状態を観察する（二重造影）．
⑤ 台を直立にし，胃の各部を圧迫し，前壁，後壁の病変の有無を検索する．必要に応じて腹臥位でも行われる（圧迫造影）．
圧迫により造影剤の層を薄くして胃壁の凹凸を撮影する．
⑥ 十二指腸の観察も行う．
⑦ なお，低緊張性十二指腸造影や小腸造影は，チューブを挿入し，硫酸バリウム剤と空気を注入して行う．

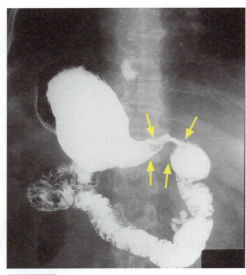

胃体部〜幽門にかけて
強度の狭窄を認める
(→部分)

図 2-3 上部消化管造影：腹臥位

> **PLUS ONE**
>
> **腹腔内に造影剤が漏出する可能性のある患者に用いられる水溶性造影剤**
>
> 　腸閉塞や消化管穿孔，術後の縫合不全の疑いのあるときは，造影剤が腹腔内へ漏出することによってバリウム腹膜炎を起こす危険性のある硫酸バリウムの使用は禁忌となります．このような場合は，腹腔内に漏れても腹膜炎を起こす危険性の低い水溶性造影剤（ガストログラフィン）が使用されます．

◆インフォームド・コンセント

　検査概要を記入した用紙を渡し（表 2-1），検査の目的，方法，所要時間，検査の危険度や苦痛の程度，検査室の場所などについて説明する．患者（家族）の理解度および同意の有無を確認してから，予約の日時を患者とともに決定する．

　前投薬を用いるため，既往歴や内服薬の有無を確認する．検査当日の内服を中止するかどうかを医師に確認し，服用する場合には服用方法についても説明し，理解を得る．

表 2-1 上部消化管造影を受ける方へ

1. 上部消化管造影とは

胃透視とかバリウム検査といわれているものです．造影剤（バリウム）をコップ 1 杯（250〜300mL）飲んでいただき，右図のような X 線透視装置で食道，胃，十二指腸をいろいろな方向から撮影します．

放射線科で診療放射線技師が行い，所要時間は 15〜30 分です．

2. 検査の目的

造影剤が食道，胃，十二指腸の内面に付着し，X 線写真に白く映し出されるので，臓器の形や潰瘍などの異常を知ることができます．病気の診断にとって重要な検査です．

3. 検査の危険度や苦痛

危険はほとんどありません．検査中に「げっぷ」や「吐き気」などを生じることがあります．

4. 検査前・中・後の留意点

1）検査前日
- 検査前日の夕食は，いつもどおりにとり，24 時（0 時）過ぎから検査終了まで何も食べないでください．
- 水分はミルクなどの残渣があるものは 6 時間前まで，クリアウォーターは 2 時間前までとれますが，200 mL 以内にしてください．薬を服用されている方は，ご相談ください．
- 前日と当日は，禁酒・禁煙をお願いします．

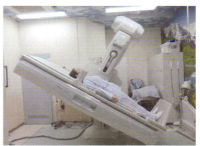
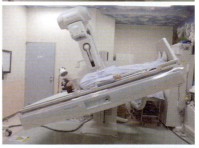
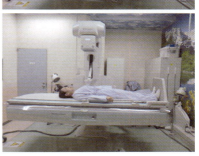

2）検査当日
- 着脱しやすい服装でおいでください．
- 上半身は，下着，アクセサリー類，義歯，眼鏡，腕時計をはずして，検査衣に着替えます．
- 腸の動きを一時的に止める注射をします．薬の影響で，口が渇いたり目がかすむことがありますので，車の運転などは避けてください．

この注射は，緑内障や前立腺肥大症などの症状を悪化させることがあります．下記の病気の方は，お知らせください．

緑内障，前立腺肥大症，高血圧，心臓病，不整脈，甲状腺機能亢進症，糖尿病，習慣性便秘

3）検査中
- 検査の途中で，胃を膨らませるための発泡剤を服用します．口の中で泡立ってしまわないように一気に飲み込んでください．お腹が張ってきますができるだけ「げっぷ」を我慢してください．
- 検査台が上下に動いたり，指示に合わせて体の向きを変えたりします．診療放射線技師の指示に従ってください．自分でできない場合には，補助者がつきます．
- 途中で気分の悪いときには，申し出てください．

4）検査後
- バリウムは吸収されないので，硬く白い便として出ます．バリウムを排出するた

めに下剤を服用します．水分をたくさん取ってください．丸1日たっても白い便が出ない場合にはご連絡ください．

5. 検査結果について

写真と放射線科医師による読影結果が，主治医に送られます．次の受診時に主治医から検査結果をお伝えします．

◆ 検査時の看護

a. 検査前日

・検査前日夜の過飲食は，胃液の分泌亢進をまねくので控える．
・飲酒により，粘膜が浮腫状になり診断を難しくすることがあるため，飲酒は特に控える．
・常習の便秘の場合には，大腸のガスや糞便で胃が偏位するのを避けるため，緩下薬を投与することもある．緩下薬服用後の排便状態を確認する．

b. 検査当日

〔検査前〕
・胃粘膜の描出不明瞭を防ぐために，検査当日の起床時から絶飲食とし空腹状態で検査する．
・画像の悪化を防ぐため，金属やボタンのついた衣服は脱いで検査衣に着替える．
・撮影部位にかかる貴金属類や湿布類，腹巻などははずす．
・蠕動運動を止めて映像をはっきりとさせるために鎮痙薬（抗コリン薬やグルカゴンの筋肉内注射）を投与する．
・口渇，排尿困難，羞明，二重視，冷汗，心悸亢進，血圧低下などの副作用が一時的に出現するので，あらかじめ説明をしておく．
・抗コリン薬の禁忌となる前立腺肥大症，緑内障，心筋梗塞，狭心症などの既往歴は必ずチェックする．
・禁忌がある場合には，何も使わずに行うかグルカゴン0.5〜1 USP単位を筋肉内注射する．
・コントロール不良の糖尿病や褐色細胞腫では，グルカゴンは禁忌であるので既往歴を把握する．
・透視台がいろいろな角度で動くこと，体位変換や撮影時の息止めなどの必要性を説明する．

〔検査中〕
・検査中はマイクで会話をするので，疼痛や気分不快などは声に出して訴えるように説明する．
・胃を膨らませるための発泡剤を少量の水で服用する．
・発泡剤は口の中で泡立ってしまわないように一気に飲み込む．腹満感が強くなるが，げっぷをできるだけ出さないように我慢しなければならないことをあらかじめ説明しておく．
・体位変換や胃部の圧迫などを行いながら撮影を進める．体位変換時や検査台が動くときには，声をかけるとともによく観察し，危険防止に努める．
・体動困難，視力障害，難聴などのある患者の場合は，あらかじめ診療放射線技師に連絡をしておく．検査中には，プロテクターを装着した者が補助につく．
・検査には15〜30分程度かかることを説明する．

〔検査後〕
・抗コリン薬やグルカゴンの投与に伴う副作用を観察する．目がかすむことがあるが，30

- 分程度で戻ること，車の運転は避けることを説明する．
- グルカゴン使用後は長時間空腹状態が続くと低血糖となるため，2時間以内に食事をするように説明する．
- 検査終了後は，バリウム液がついている口の中をうがいなどできれいにする．
- バリウム便の排出（白色便）を自分で確認してもらうよう説明する．
- バリウム剤を速やかに排出させるために，緩下薬を内服し，水分を多くとるように説明する．あらかじめ硫酸バリウム剤のなかに液状の緩下薬を混ぜておく場合もある．便秘症の場合は，緩下薬の量が増量されることがある．特に，高齢者・便秘症・腸管狭窄の患者には注意し，24時間以上たっても排出がない場合は，医師の指示を受けて緩下薬の追加あるいは浣腸を行うことがある．

◆ 検査結果の看護へのいかしかた
- 他の画像診断や生検所見と合わせて，疾病の診断や進行度，および術式を決定するための補助検査として行われることが多い．
- 病変部位や大きさが映像で理解できるので，患者の訴える症状や苦痛の理解に役立つ．
- 患者や家族の疾病理解への援助時や，日常生活に関する患者教育時に提示することも可能である．

B 下部消化管造影；注腸造影

◆ 目 的
- 大腸全体の輪郭，腸粘膜の微細な異常の有無を観察し，病変の有無を診断する．

◆ 方 法
① 透視台上で，腹臥位または左側臥位にて肛門へカテーテルを約7 cm挿入する．バルーンカテーテルの場合は，注射器を使ってバルーンに約15 mLの空気を入れて膨らませる．絆創膏でカテーテルを大腿部に固定する．
② 硫酸バリウム剤を約300 mL注入し，下行結腸から横行結腸への移行部まで移動させる．十分量の空気を注入し，腸管を膨らませ，横行結腸から上行結腸にバリウムを送り込む．
③ 体位を変えながら大腸全体の粘膜の状態を観察し，撮影する．
④ 検査終了後，カテーテルを通して硫酸バリウム剤と空気を大部分排出した後，カテーテルを抜去する．

◆ インフォームド・コンセント
　検査概要を記入した用紙を渡し（表2-2），検査の目的，方法，所要時間，検査の危険度や苦痛の程度などについて説明する．患者（家族）の理解度および同意の有無を確認してから，予約の日時を患者とともに決定する．
　検査の前処置である検査食（低残渣食）や下剤の服用についても，必要性，方法を説明し，理解度を確認する．

2 診断検査を受ける患者の看護

表 2-2 下部消化管造影を受ける方へ

1. 下部消化管造影とは

　注腸検査といわれているものです．肛門から管を挿入し，造影剤（バリウム）と空気を注入した後，X線透視装置で造影剤が大腸全体に行き渡るように体を動かしながら，いろいろな方向から撮影します．

　放射線科で，診療放射線技師が行います．検査時間は，20〜40分です．

2. 検査の目的

　造影剤が大腸の内面に付着し，X線写真に白く映し出されるので，大腸の形や潰瘍などの腸管壁の凹凸をみることができます．

3. 検査の危険度や苦痛

　肛門から造影剤を注入するときに違和感があります．検査中には，「お腹が張る」感じや「便意」などを感じます．

　検査台の上で体の向きをいろいろ動かすので，多少怖い感じがするかもしれません．

4. 検査前・中・後の留意点

1) 検査前

- ・検査の3日前から乳製品や脂っこいもの，海藻類などは腸に残りやすいので控えてください．
- ・便秘で下剤を服用している方は，検査2日前までそのまま服用してください．
- ・大腸全体を空にするために，検査前日には専用の検査食（無繊維食）と多量の水，下剤の服用が必要です．水が飲みにくい場合には，お茶やスポーツドリンクなどを飲んでください．ただし，牛乳，粒入りジュース，果汁100％ジュースなどは飲まないでください．
- ・下剤により水のような便が出ます．もし，水のようにならない場合は当日申し出てください．

2) 検査当日

- ・下着，アクセサリー類，義歯，眼鏡，腕時計をはずして，検査衣に着替えます．
- ・腸の動きを一時的に止める注射をします．薬の影響で，口が渇いたり目がかすむことがありますので，車の運転などは避けてください．

　この注射は，緑内障や前立腺肥大症などの症状を悪化させることがあります．下記の病気の方は，お知らせください．

　緑内障，前立腺肥大症，高血圧，心臓病，不整脈，甲状腺機能亢進症，糖尿病，習慣性便秘

3) 検査中

- ・肛門から管を挿入して造影剤を入れるときには，口で呼吸をしながらお腹の力を抜いてください．管が抜けないように管の風船を膨らませるので，少し圧迫されるような感じがします．
- ・造影剤と空気を入れるために，お腹が張ったり便意をもよおしたりしますが，できるだけ我慢してください．
- ・検査台が動いて体の向きが変わります．途中で気分の悪いときには申し出てください．

4) 検査後

- ・腸の中に残ったバリウムの排出を促すために，水分をたくさん飲んでください．便秘しやすい方には，下剤が出されることがあります．
- ・注射の影響で検査後しばらくはお腹が張った感じが残りますが，数時間でおさまります．
- ・翌日になってもバリウム便（白い便）が出ない場合には，ご連絡ください．

5. 検査結果について

　写真と放射線科医師による読影結果が，主治医に送られます．次の受診時に主治医から検査結果をお伝えします．

➡ 検査時の看護

a. 検査前まで

・結腸内を空に近い状態にするために，低残渣食の摂取などの食事制限と，多量の水分摂取，下剤の服用による腸内清掃を行う．
・3日前から消化，吸収の悪い食物繊維，脂肪，海藻類は控える．専用の検査食の摂取方法と緩下薬の服用方法・大量の水分摂取の必要性を説明する．
・緩下薬の服用により水様便となることを説明する．
・上部消化管造影と同様に当日，鎮痙薬（抗コリン薬やグルカゴンの筋肉内注射）を注射することを説明する．

b. 検査当日

〔検査前〕

・ほとんど色のつかない水様便が排泄されたことを確認する．
・画像の悪化を防ぐとともに衣類の汚染を防ぐため，下着を取り検査衣に着替える．肛門部にスリットの入った検査衣を着用することにより緊張感と羞恥心を軽減する．
・蠕動運動を止めて映像をはっきりとさせるために鎮痙薬を投与する．
・服薬，喫煙を禁止し，口渇のある場合は含嗽を促す．
・検査直前に排尿，排便をすませておくことを説明する．
・透視台がいろいろな角度で動くこと，体位変換や撮影時の息止めなどの必要性を説明する．
・検査中に便意をもよおしたり，肛門からバリウムが出そうになるが，最大限我慢してほしいことを説明し協力を得る．

〔検査中〕

・羞恥心への配慮をする．高齢者は肛門括約筋が弱く，検査中でも注入した造影剤が漏れることがあるので，紙オムツや便器をあらかじめ準備しておく．
・造影剤の注入，移動を速やかに行うために患者は検査台の上で左側臥位となる．
・直腸へのカテーテル挿入時は，膝を曲げて腹筋の緊張をとり，口呼吸をしてもらう．
・頭が下がった状態で体位変換をすることもあるので，滑り落ちないように手すりをしっかり握るように説明する．高齢者の場合は特に危険防止に注意する．
・体動困難，視力障害，難聴などのある患者の場合は，あらかじめ診療放射線技師に連絡をしておく．検査中には，プロテクターを装着した技師が補助につく．
・検査中はマイクで会話をするので，疼痛や気分不快などは声に出して訴えるように説明する．
・硫酸バリウム剤の注入が速すぎたり高圧の場合，腸管壁に圧がかかりすぎ，便意や苦痛をもたらすので，患者の一般状態を含め，腹痛や気分不快に注意する．
・検査には20〜40分程度かかることを説明する．

〔検査後〕
・カテーテル抜去後肛門周囲を拭き，すぐにトイレに行きバリウム剤を排泄させる．腹痛は，徐々に軽減することを伝える．
・バリウム剤を速やかに排出させるために，水分を多くとるように説明する．
便秘症の場合は，緩下薬を内服することもある．24時間以上たっても排出がない場合は，医師の指示を受けて緩下薬の追加あるいは浣腸を行うことがある．

🔶 検査結果の看護へのいかしかた
・他の画像診断や生検所見と合わせて，疾病の診断や進行度，および術式を決定するための補助検査として行われることが多い．
・病変部位や大きさが映像で理解できるので，患者の訴える症状や苦痛の理解に役立つ．
・患者や家族の疾病理解への援助時や，日常生活に関する患者教育時に提示することも可能である．

❷ 内視鏡検査（endoscopy）

（1）胃内視鏡検査

🔶 目　的
・胃粘膜の微細な異常の有無を内視鏡を用いて直接観察し，病変の有無を診断する．
・生検により良性・悪性の鑑別診断をする．

🔶 方　法
・粘膜の観察をしやすくするため，検査前に胃内消泡剤を内服する．
・キシロカインビスカス®を口に含み，3～5分間咽頭にとどめた後，吐き出し，咽頭粘膜麻酔をかける．
・胃の蠕動運動を抑制するため，副交感神経遮断薬を筋肉内注射する．
・薬剤効果の発現を待ち，左側臥位にて内視鏡を挿入する．
・医師が内視鏡を覗きながら操作するが，内視鏡の映像をテレビモニターに映し出して，患者自身が映像を見ながら説明を受ける方法も多く行われている（図2-4）．
・一般に胃内の観察は，一度十二指腸球部に挿入した後，引き抜きながら行う．
・病変を認めた場合は，体位変換，空気量の調節などを利用しながらさまざまな角度から観察する．
・病変部組織を生検鉗子を用いて採取する．
・内視鏡を抜去する．

🔶 インフォームド・コンセント
　検査概要を記入した用紙を渡し（表2-3），検査の目的，方法，所要時間，検査の危険度や苦痛の有無，検査手順などについて説明する．患者（家族）の理解度および同意の有無を

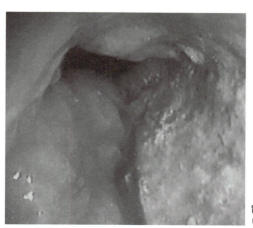

胃の小彎側に白色不整隆起像を認める
（写真右側）

図 2-4 上部消化管内視鏡（十二指腸・胃部）

確認してから，予約の日時を患者とともに決定する．

特に，初めて検査を受ける患者は，不安と緊張が強いので，これらのオリエンテーションを十分に行い安心して検査が受けられるようにする．

前投薬を用いるため，既往歴と内服の有無を確認する．検査当日に内服を中止するかどうかを医師に確認し，服用する場合には服用方法を説明し，理解を得る．

抗凝固・抗血小板薬を内服している場合には，薬の種類により2～7日間休薬が必要となるので，医師の指示に沿って内服中止の日程を説明し，理解を得る．

◆検査時の看護

a. 検査前日

- 前日21時以降は飲食を禁止し，胃内を空にする．水（クリア・ウォーター）は可能である．
- 検査まで食事，喫煙，内服薬を禁ずる*．水は飲めるが，ジュース類は飲まないように念を押す．
- 既往歴を確認し，抗凝固薬使用者や血友病患者など凝固障害のある場合，生検を施行した後に出血を起こす危険があるので，十分注意する．

  *常用薬については医師に相談しておく．

b. 検査当日

〔検査前〕

- 検査室に来室したら，検査衣に着替え腹部を圧迫している下着やベルトをはずす．義歯，眼鏡もはずしておく．
- 初めて検査を受ける患者には，前処置を行う前にもう一度検査手順を説明し，協力を求め，不安を軽減する．
- 検査前のバイタルサインをチェックし，記録しておく．
- 検査が開始される時間から逆算して手際よく前処置にかかることが大切である．咽頭麻酔や鎮痙薬が最も効果を発揮しているときに検査が行われることが，患者の苦痛も少な

表2-3 胃内視鏡検査を受ける方へ

1. 胃内視鏡検査とは

　口からファイバースコープを入れて，胃や十二指腸の中を直接見たり写真をとって調べます．組織を取ったり，薬を注入することもあります．胃の中の粘液を除くため，消泡剤を服用し，のどに麻酔をしてから管を口から挿入して検査します．

　検査室の医師が行います．検査時間は，10〜15分です．

2. 検査の目的

　食道，胃，十二指腸の粘膜表面を直接観察して，潰瘍やポリープなどの異常を知ることができます．見ただけでは判断のつかないものは，その一部を摘み取って，顕微鏡で調べて診断します．病気の診断にとって非常に重要な検査です．

3. 検査の危険度や苦痛

　管を飲み込むときにのどに違和感を感じます．検査中は，空気を送り込むために「お腹の張る」感じや「吐き気」を感じることがあります．

4. 検査前・中・後の留意点

1) 検査前日
- 検査前日の夕食は，普通にとり，21時過ぎから検査終了まで何も食べないでください．
- 水分は飲んでもかまいません．薬を服用されている方は，ご相談ください．
- 前日と当日は，禁酒・禁煙をお願いします．

2) 検査当日
- 朝起きてからは薬，タバコ，水を除くジュース類は飲まないでください．
- 腸の動きを一時的に止める注射をします．薬の影響で，口が渇いたり目がかすむことがありますので，車の運転などは避けてください．

　この注射は，緑内障や前立腺肥大症などの症状を悪化させることがあります．下記の病気の方は，お知らせください．

　緑内障，前立腺肥大症，高血圧，心臓病，不整脈，甲状腺機能亢進症，糖尿病

3) 検査中
- 管を入れるときには，マウスピースを口にくわえます．首や肩の力を抜いて，リラックスして，飴玉を飲み込む要領で飲んでください．
- 検査中は，声を出せないので苦しいときは手を挙げて合図してください．
- 唾液は飲み込まずに，舌で押し出してください．
- 胃の中に空気を入れるので，「ゲップ」がしたくなりますが，我慢してください．

4) 検査後
- のどの痛みや吐き気などはしばらく安静にしていると徐々に落ち着いてきます．
- のどの麻酔がきれるまで，水や食べ物が気管に入る恐れがあるので，検査終了後2時間は禁飲食にしてください．2時間経ったら，水を少し飲んでむせないことを確認してから，食事をしてください．
- 腹痛や便が黒い，のどからの出血がつづく場合などは，ご連絡ください．

5. 検査結果について

　電子内視鏡の場合は，検査中にも説明がありますが，写真を現像し，撮影結果が主治医に送られます．次の受診時に主治医から検査結果をお伝えします．組織を調べる場合には，検査の結果がわかるのに，1週間から10日程度かかります．

く検査時間の短縮にもつながる.

・鎮静のためミダゾラムなどの鎮静薬を使用する場合には，静脈ルートを確保し，パルスオキシメーターや自動血圧計などを装着する.

・胃壁の粘液除去を目的にガスコンドロップ® 5 mL を服用させる．できるだけ横臥して左右に体位を換え，胃の中に万遍なく行き渡るようにする.

・鎮痙薬（抗コリン薬）の筋肉内注射を医師の指示にて行う.

・咽頭麻酔を行う．キシロカインビスカス® 5 mL を咽頭部にとどめ，約5分間含んだ後吐き出してもらう.

・麻酔のかかり具合によって，必要時キシロカインスプレー® を追加する.

・検査中は会話ができなくなるため，手を挙げるなどの合図を決めておく.

〔検査中〕

・体位は左側臥位をとらせる.

・患者の頭，顔，胸，腹の正中線が水平になるように枕を調整する．両上肢は前方に出し，左下肢は軽く伸ばし，右下肢は股関節と膝関節で約90度に曲げる.

・下着のゴムなどは恥骨付近まで下げ，腹部をゆったりさせる．検査中は腹式呼吸をするように話し，必要があれば練習させる.

・咽頭麻酔の効果を確認し，不足の場合はキシロカインスプレー® で局所麻酔を行う.

・マウスピースを口にくわえてもらう.

・検査中唾液は飲み込まないでガーグルベースンに排出するように説明し，顔の脇にガーグルベースンを置く.

・医師によりスコープが挿入されるが，患者には全身の力を抜くこと，力んだりスコープを噛んだりしないことを話す.

・苦しさのあまり患者がスコープを手でつかんだりすると非常に危険である．口がきけないので，表情に注意したり，苦しいときの合図を見逃さないようにする.

・スコープ挿入中は患者の緊張緩和を図り，時に励ましたりしながら，短時間で十分な検査ができるよう努める．また，適宜バイタルサインのチェックを行う.

・挿入時には無意識に頭を後屈してしまうので，後頭部を軽く支える.

・スコープが咽頭部を通り，食道に入ったら深呼吸をさせる.

・挿入後検査台を10度前後の低頭位にする．検査中は必要に応じて体位変換が行われる.

・胃液吸引の後，アングル操作，送気，送水をしながら，胃内の観察，写真撮影が行われる．必要に応じて色素散布，生検，局所注射などの処置が行われる.

・生検後，粘膜に出血が認められる場合，トロンビンなどの止血薬散布が行われる.

・生検した場合は，レプチラーゼ® 2U/2 mL またはアドナ® 20 mg などの止血薬を筋肉内注射する.

〔検査後〕

・検査後2時間は咽頭麻酔の影響が残るため，禁飲食であることを説明する．はじめは水分を少量飲んでみてむせないことを確認してから，飲食してもらう.

・高齢者や衰弱した人の場合は，特に誤嚥の防止に注意する．咳嗽反射が起こりにくいため，水分よりもゼリーなどのほうが安全である.

・胃部不快感，心窩部痛，嘔気，胸部不快，出血，発熱，咽頭痛の出現に注意する.
・鎮静後には，フルマゼニムなどの拮抗薬を使用し覚醒を促すが，十分覚醒するまで観察しやすい場所で状態を確認する.
・異常が認められたら直ちに医師に報告する. 帰宅後の場合は，すぐに連絡するよう説明する.
・検査終了後の転倒や転落などの事故を防止する.
・生検を行った場合は，終了後 1 時間は床上安静にて経過観察し，出血に注意する.
・鎮痙薬の影響として口渇や排尿困難，羞明などが残る場合があるが，2 ～ 3 時間で消失することを説明する. 帰宅時は自動車の運転などを避けるように指導する.

◆ 内視鏡検査の合併症

内視鏡検査は放射線検査のような非侵襲的画像検査とは異なり，心身の苦痛がより大きな侵襲的検査である. 看護師は次のような徴候を早期発見するために，密な観察を行う必要がある.

〔術前処置によるもの〕
・抗コリン薬の副作用：口渇，視力障害，排尿障害，緑内障悪化，アレルギーなど
・咽頭麻酔（キシロカイン®）：ショック
・鎮静薬の副作用：呼吸抑制，循環抑制，覚醒遅延など

〔検査に伴うもの〕
・出血（生検，ポリペクトミー，亀裂，ファイバースコープ挿入時の損傷など）
・消化管穿孔（ファイバースコープ挿入時の穿孔）や亀裂
・嚥下性肺炎（大量出血時の検査，高齢者の胃内容物誤嚥など）

◆ 検査結果の看護へのいかしかた

〔肉眼結果〕
・胃癌は胃粘膜の上皮細胞から発生する悪性腫瘍である. 早期癌か進行癌か，またはその型はどのようなものかが分類される（図 2-5）. 従来用いられてきたボールマン分類は図に示した胃癌の肉眼型分類の 1 ～ 4 型に該当し，現在ではこれを進行胃癌分類と呼んでいる. また胃壁内の深達度が粘膜下層に限局しているものを早期胃癌と呼び，粘膜下層を越えるものを進行胃癌と呼ぶ（図 2-6）.

〔生検結果〕
・確定診断のための病理学的検査である. この結果（表 2-4）によって術前・術後の治療方針（放射線療法や化学療法の是非）についても検討される.
・今後の治療法を理解することによって，患者の身体・心理・社会面の問題を予測し，早期に対処できるようにする.

参考：胃癌の生検結果（組織学的分類）[1]
1. 一般型 Common Type
　　（1）乳頭腺癌　Papillary adenocarcinoma（pap）
　　（2）管状腺癌　Tubular adenocarcinoma（tub）

胃癌の基本分類

0型（表在型）：
癌が粘膜下組織までにとどまる場合に多くみられる肉眼形態

1型（腫瘤型）：
明らかに隆起した形態を示し，周囲粘膜との境界が明瞭なもの

2型（潰瘍限局型）：
潰瘍を形成し，潰瘍を取り巻く胃壁が肥厚し周囲粘膜との境界が比較的明瞭な周堤を形成する

3型（潰瘍浸潤型）：
潰瘍を形成し，潰瘍を取り巻く胃壁が肥厚し周囲粘膜との境界が不明瞭な周堤を形成する

4型（びまん浸潤型）：
著明な潰瘍形成も周堤もなく，胃壁の肥厚・硬化を特徴とし，病巣と周囲粘膜との境界が不明瞭なもの

5型（分類不能）：
0〜4型のいずれにも分類し難いもの

0型（表在型）の肉眼型分類

- 0-Ⅰ型　隆起型　：明らかな腫瘤状の隆起が認められるもの
- 0-Ⅱ型　表面型　：明らかな隆起や陥凹が軽微なもの，あるいはほとんど認められないもの
- 0-Ⅱa　表面隆起型：表面型であるが，低い隆起が認められるもの
- 0-Ⅱb　表面平坦型：正常粘膜にみられる凹凸を超えるほどの隆起・陥凹が認められないもの
- 0-Ⅱc　表面陥凹型：わずかなびらん，または粘膜の浅い陥凹が認められるもの
- 0-Ⅲ型　陥凹型　：明らかに深い陥凹が認められるもの

図2-5 胃癌の肉眼型分類

（日本胃癌学会編：胃癌取扱い規約．第15版，pp.10-11，金原出版，2017．より転載）

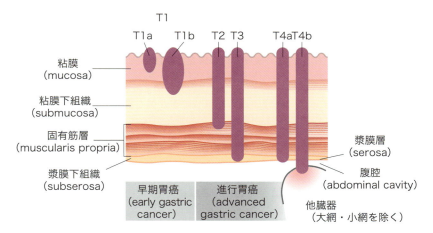

TX：癌の浸潤の深さが不明なもの
T0：癌がない
T1：癌の局在が粘膜（M）または粘膜下組織（SM）にとどまるもの
　T1a：癌が粘膜にとどまるもの（M）
　T1b：癌の浸潤が粘膜下組織にとどまるもの（SM）
T2：癌の浸潤が粘膜下組織を越えているが，固有筋層にとどまるもの（MP）
T3：癌の浸潤が固有筋層を越えているが，漿膜下組織にとどまるもの（SS）
T4：癌の浸潤が漿膜表面に接しているかまたは露出，あるいは他臓器に及ぶもの
　T4a：癌の浸潤が漿膜表面に接しているか，またはこれを破って腹腔に露出しているもの（SE）
　T4b：癌の浸潤が直接他臓器まで及ぶもの（SI）

図2-6 胃壁構造と胃癌（gastric cancer）の壁深達度

（日本胃癌学会編：胃癌取扱い規約．第15版，p.17，金原出版，2017．より転載）

2　診断検査を受ける患者の看護

表2-4　病理組織診断報告書

科　名	受付日
提出医	採取法
患者氏名　　　　　　年齢　　　性別	受領組織

病理組織（結果）
stomach, biopsy（4）　→　胃の生検で4個の検体が提出されたことを示す.
　　1）Papillary adenocarcinoma in gastric mucosa, Group 5（#1, 3, 4）
　　　　→4個のうちの#1, 3, 4の3個の検体は胃粘膜で腺癌（Group 5）であった.
　　2）Inflammatory change in gastric mucosa, Group 1（#2）
　　　　→#2の検体は胃粘膜で炎症性変化（Group 1）であった.

【参考】胃生検組織診断分類（Group 分類）[2]
Group X：生検組織診断ができない不適材料
　上皮細胞が採取されていない標本. 採取されていても挫滅や熱凝固で組織診断ができない組織検体
Group 1：正常組織および非腫瘍性病変
　正常組織, 化生性粘膜, 炎症性粘膜, 過形成性粘膜などが含まれる. びらんおよび潰瘍, 過形成性ポリープなどに再生性・反応性異型が認められても, 非腫瘍性と判断される組織は本群に含まれる.
Group 2：腫瘍性（腺腫または癌）か非腫瘍性か判断の困難な病変
　この判断をする場合は indefinite for neoplasia と記載し, 臨床医へ対しては以下のような, 判断が困難な理由を付記することが望ましい.
　（1）異型細胞は存在するが, 組織量が不十分で細胞異型からでは腫瘍性病変としての判断が困難な症例（臨床的な再検査を行い確定診断が必要）.
　（2）異型細胞が存在するが, びらんや炎症性変化が強く腫瘍か非腫瘍かの判断が困難な症例（臨床的に消炎後再生検を行うか十分な経過観察が望まれる）.
　（3）異型細胞が存在するが, 病理組織の挫滅や障害が強く腫瘍か非腫瘍かの判断が困難な症例（臨床的な再検査を行い確定診断が必要）.
Group 3：腺腫
　腺腫と判断されるもの. この群の中には細胞異型および構造異型の点で幅のある病変が含まれるが, 良性腫瘍と判断されるもの.
Group 4：腫瘍と判定される病変のうち, 癌が疑われる病変
　腫瘍性病変と考えられるが腺腫か癌か鑑別できない病変
Group 5：癌
　2種類以上の組織型が存在する場合, その組織型を優勢像から列記する.

　　　a　高分化　well differentiated（tub1）
　　　b　中分化　moderately differentiated（tub2）
　（3）低分化腺癌　Poorly differentiated adnocarcinoma（por）
　　　a　充実型　solid type（por1）
　　　b　非充実型　non-solid type（por2）：硬癌（いわゆるスキルス）が含まれる
　（4）印環細胞癌　Signet-ring cell carcinoma（sig）
　（5）粘液癌　Mucinous adenocarcinoma（muc）

2. 特殊型　Special Type：カルチノイド腫瘍，内分泌細胞癌，リンパ球浸潤癌など

（2）気管支鏡検査

◆目　的
- 気管・気管支内を内視鏡を用いて直接観察し，粘膜の微細な異常の有無を観察し，病変の有無を診断する．
- 経気管支的に病巣から検体（組織，細胞，液性成分）を採取し，診断する．
- 病巣からの擦過，針吸引あるいは生検による細胞成分や組織を採取し，診断する．
- 気管支の中断，狭窄，閉塞，拡張などを造影剤を用いて描出する．また，病巣部と気管支との位置関係を確認するために行う（気管支造影法）．

◆方　法
- 前投薬は，検査中の気道内分泌物を抑え，精神的な安定を図るため硫酸アトロピン0.5 mg，アタラックスP® 25 mgを15〜20分前に筋肉内注射する．検査中の咳嗽を抑制する目的でリン酸コデイン30 mgを検査前30分に服用させることもある．
- 4％キシロカイン®を用いて，咽・喉頭の局所麻酔を行う．この際，患者には自身の右手第1指と第2指で舌の先端をガーゼでつまんでできるだけ前に突き出させ，ゆっくり呼吸させる．患者の呼吸に合わせ咽頭から声帯にかけて噴霧する．咽頭反射がなくなれば局所麻酔は十分である．
- 咳嗽反射が強い場合や，神経質で恐怖心を抱いている場合はペンタゾシン15〜30 mgを筋肉内注射することもある．
- キシロカインショックを防止するため，口腔内のキシロカイン®はできるだけ吐き出させる．
- 前処置が完了後，体位は仰臥位にする．
- キシロカインゼリー®を塗布した気管支鏡を経鼻的あるいは経口的に静かに挿入し，声帯を確認し，気管内に挿入する（図2-7）．経口的挿入の場合にはマウスピースを使用する．
- 各区域気管支まで内視鏡を挿入して観察する．

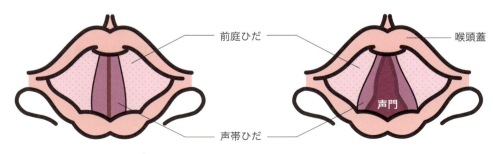

図2-7　声帯の確認（喉頭および声帯を上方から見たところ）

・異常所見を直視できる場合には，観察しながらその部分を生検鉗子で採取またはブラシで擦過する．直視できない場合は，X線透視下に生検・擦過を行う．
・出血がないことを確認し，分泌物を吸引しながらゆっくりと気道から内視鏡を抜去する．

◆インフォームド・コンセント

検査概要を記入した用紙を渡し（表2-5），検査の目的，方法，所要時間，検査の危険度や苦痛の程度などについて説明する．患者（家族）の理解度および同意の有無を確認してから，予約の日時を患者とともに決定する．

苦痛を伴う検査のため，患者の理解と協力が得られるようにわかりやすく説明をするとともに，不安の緩和に努める．

◆検査時の看護

〔検査前〕
・検査の前処置として，嘔吐防止のため4〜5時間前から絶食とする．内服薬や水分は可能である．
・検査前の更衣，義歯・眼鏡の除去，口腔内の清潔，化粧の除去，検査前の一般状態の確認（バイタルサイン），感染症の有無，基礎前投薬（術中気道内分泌物過多と気管支平滑筋痙攣予防および鎮静を目的とする）を確認する．
・内視鏡を挿入する際，あらかじめ咽頭麻酔を行うことで，咳や咽頭痛を抑えることができ，呼吸もできることを説明する．
・できるだけ楽にして腹式呼吸で呼吸を整え，小さな咳嗽は我慢し，全身の力を抜くように説明する．
・鎮静のためミダゾラムなどの鎮静薬を使用する場合には，静脈ルートを確保し，パルスオキシメーターや自動血圧計などを装着する．
・咽・喉頭麻酔の後は声が出なくなることをあらかじめ説明し，苦痛時は手を挙げるなどサインを決め，患者の苦痛の把握に努める．

〔検査中〕
・患者を静かに臥床させ，安静のため目隠しをする．
・いつでも吸引できるように吸引器のスイッチは入れたままにし，絆創膏で検査台に固定しておく．
・検査中の患者の一般状態（バイタルサイン，チアノーゼなど）を観察する．
・ファイバー，フレキシブルチューブ，バイトブロック抜去と同時に分泌物を排出するためのガーグルベースンを患者に渡す．
・検査中，発語ができないため合図による訴えを見逃さないように注意する．

〔検査後〕
・咽頭・喉頭の麻酔が切れるまで，休養させる．
・咽喉頭麻酔のため，しびれ感や違和感が消失するまで禁飲食とする（唾液もティッシュで取り除くか，膿盆に出すようにする）．
・1時間後，水を服用してもむせなければ飲食を開始してもよい．

表 2-5 気管支鏡検査を受けられる方へ

1. 気管支鏡検査とは

　細くて自由に曲がるファイバースコープで，気管支の中を直接観察して調べることができます．気管支の組織をとって，調べることもできます．検査室の医師が行います．検査時間は，約30分です．

2. 検査の目的

　気管支の粘膜表面を直接観察して，異常の有無を知ることができます．見ただけでは判断のつかないものは，その一部を摘み取って，顕微鏡で調べて診断します．病気の診断にとって非常に重要な検査です．

3. 検査の危険度や苦痛

　管を飲み込むときにのどに違和感を感じます．検査中は，咳が出ることがあります．

4. 検査前・中・後の留意点

1）検査前日
　前日と当日は，禁酒・禁煙をお願いします．

2）検査当日
・検査が午前中の場合には，検査当日の朝食は食べないでください．検査が午後の場合には，昼食を食べないでください．ただし，薬やジュースなどの水分はとってもかまいません．
・気管内分泌物を抑える注射をします．薬の影響で，口が渇いたり目がかすむことがありますので，車の運転などは避けてください．できるだけ，家族の方と一緒にお越しください．

3）検査中
・管を入れるときには，マウスピースを口にくわえます．首や肩の力を抜いて，リラックスして，飴玉を飲み込む要領で飲んでください．
・検査中は，声を出せないので苦しいときは手を挙げて合図してください．
・検査中，繰り返し咳が出ますが麻酔が効いてくるとともに治まります．

4）検査後
・のどの痛みや吐き気などはしばらく安静にしていると徐々に落ち着いてきます．
・のどの麻酔がきれるまで，水や食べ物が気管に入る恐れがあるので，2時間は禁飲食にしてください．2時間経ったら，水を少し飲んでむせないことを確認してから食事をしてください．
・検査後の体の向きを指示されることがありますので，指示された体の向きで安静にしてください．
・血の混じった痰が出ることがあります．激しい咳は，控えてください．
　出血が止まらない，胸が痛い，息苦しいなどの症状がある場合には，ご連絡ください．
・検査当日の喫煙・飲酒は避けて，できるだけ安静にしてください．

5. 検査結果について

　電子内視鏡の場合は，検査中にも説明がありますが，写真を現像し，撮影結果が主治医に送られます．次の受診時に主治医から検査結果をお伝えします．組織を調べる場合には，検査の結果がわかるのに，1週間から10日程度かかります．

・咽頭痛や発熱，血痰がみられることがある．
・血痰が著明な場合は，直ちに医師へ報告し，出血部位が下になる体位をとり，胸部の冷罨法を施行する．
・生検，擦過をした場合には，特に出血に注意する．強い咳をしないように，また，痰に混じった血液が鮮紅色で量が増えた場合には，病院へすぐに連絡するように伝える．
・基礎麻酔による中毒症状（心悸亢進，呼吸促速，めまい，悪心，歩行困難，痙攣など）をみることがある．状態により，検査後1～2時間ベッド上で安静にする．
・鎮静後には，フルマゼニムなどの拮抗薬を使用し覚醒を促すが，十分覚醒するまで観察しやすい場所で状態を確認する．
・車の運転は，検査当日は避けるようにあらかじめ説明しておく．

◆ 検査結果の看護へのいかしかた

〔生検結果〕

・確定診断のための病理学的検査である．この結果によって術前，術後の治療方針（放射線療法や化学療法の是非）についても検討される．
・今後の治療法を理解することによって，患者の身体・心理・社会面の問題を予測し，早期に対処できるようにする．

参考：肺癌の生検診断（組織学的分類）[3]

(1) 腺癌 adenocarcinoma

(2) 扁平上皮癌 squamous cell carcinoma

(3) 小細胞癌 small cell carcinoma

(4) 非小細胞癌 腺癌を示唆 NSCC, fover adenocarcinoma

(5) 非小細胞癌 扁平上皮癌を示唆 NSCC, fover squamous cell carcinoma

(6) LCNECを示唆する非小細胞癌 NSCC with neuroendocrine morphology and positive neuroendocrine markers, possible LCNEC

(7) 非小細胞癌 NOS NSCC, NOS

大腸癌[4]・乳癌[5]の組織学的分類

〔大腸癌〕
(1) 腺癌 Adenocarcinoma
　a．乳頭腺癌 Papillary adenocarcinoma
　b．管状腺癌 Tubular adenocarcinoma
　　　高分化 Well differentiated type
　　　中分化 Moderately differentiated type
　c．低分化腺癌 Poorly differentiated adenocarcinoma
　　　充実型 Solid type
　　　非充実型 Non-solid type
　d．粘液癌 Mucinous adenocarcinoma
　e．印環細胞癌 Signet-ring cell carcinoma
　f．髄様癌 Medullary carcinoma
(2) 腺扁平上皮癌 Adenosquamous carcinoma
(3) 扁平上皮癌 Squamous cell carcinoma
(4) カルチノイド腫瘍　Carcinoid tumor
(5) 内分泌細胞癌　Endocrine cell carcinoma
(6) その他　Miscellaneous histological types of malignant epithelial tumors

〔乳癌〕
(1) 非浸潤癌 noninvasive carcinoma
　a．非浸潤性乳管癌 ductal carcinoma in situ（DCIS）
　b．非浸潤小葉癌 lovular carcinoma in situ（LCIS）
(2) 浸潤癌 invasive carcinoma
　a．浸潤性乳管癌 invasive ductal carcinoma
　　a1．腺管形成型 tubule forming type
　　a2．充実型 solid type
　　a3．硬性型 scirrhours type
　b．特殊型 special types
　　粘液癌，髄様癌，浸潤性小葉癌など

❸ 超音波検査（echo）

　この検査は，空気を含む肺や腸管，骨の疾患には不適切である．頭部，眼，甲状腺，乳腺，心臓，腹部臓器，骨盤内臓器，胎児などの他，大動脈・門脈などの血管にも適用でき，非常に広範囲の検査が可能である．非侵襲性の検査で患者にとって苦痛はなく，副作用も少ない検査である．放射線障害がないために，妊娠中でも安心して行える．

(1) 腹部超音波検査

◆目　的
・消化器癌の壁外進展を診断する.
・肝・リンパ節転移の有無を診断する.
・腹水, 水腎症などの有無を診断する.
・腹部腫瘤, 胃外性圧迫の鑑別診断をする.

◆方　法
・胃や腸管の検査では, 仰臥位で病変部を中心に腹部全体に探触子 (プローブ) をあて, ディスプレイを見ながら位置を移動し, 異常の有無を観察する.

◆インフォームド・コンセント
　検査概要を記入した用紙を渡し (表2-6), 検査の目的, 方法, 所要時間, 検査の危険度や苦痛の程度などについて説明する. 患者 (家族) の理解度および同意の有無を確認してから, 予約の日時を患者とともに決定する.

◆検査時の看護
〔検査前〕
・腸管ガスは超音波の妨げになるので, 腹部臓器を検査するときには, 腸内ガスを少なくするために検査前の食事を禁止する.
・硫酸バリウム剤は超音波の通過を妨げるため, 消化管造影後の超音波検査はバリウムが排出されていることを確認する.
・骨盤内の検査では, 検査の約1時間前に多量の水分 (約500 mL) を飲用させ, 排尿を禁止し, 膀胱を尿で充満させてから行う. これは尿で充満した膀胱を通して骨盤腔を検査するためである.
〔検査中〕
・皮膚に塗布するゼリーが冷たく感じること, 検査中は暗室になること, プローブを密着させるときに圧迫を感じることを患者に説明する.
・羞恥心への配慮と保温のため掛け物をかけ, 不必要な露出を避ける.
〔検査後〕
・皮膚に塗布したゼリーを温かいタオルで拭き取る.

◆検査結果の看護へのいかしかた
・他の画像診断や生検所見をあわせて, 疾病の診断や進行度, および術式を決定するための補助検査として行われることが多い.

(2) 超音波内視鏡検査 (endoscopic ultrasonography；EUS)

　消化管壁深部および隣接臓器の変化を描出できる. 消化管内からの直接超音波検査なので消化管ガスに妨げられることなく, 膵, 胆管が描出できる.

表 2-6　腹部超音波検査を受けられる方へ

1. 超音波検査とは
　エコー検査ともいわれる検査です．超音波を体内に送り，内臓にあたって反射するその反射波から，臓器の性質を分析する検査です．プローブと呼ばれる超音波発振器部分を体にあてて，画面を見ながら検査します．検査室の医師または技師が検査します．検査時間は，5～10分程度です．

2. 検査の目的
　胆石などの結石や臓器の腫瘤などをはじめ，腹部臓器の病変や腹水の有無などを検査します．

3. 検査の危険度や苦痛
　プローブをあてる部分にゼリーを塗りますので，少し冷たい感じがします．それ以外の苦痛はありません．

4. 検査前・中・後の留意点
1) 検査前
　・検査が午前中の場合には，検査当日の朝食は食べないでください．検査が午後の場合には，昼食を食べないでください．ただし，薬やジュースなどの水分はとってもかまいません．
　・お腹を出しやすい衣服でおいでください．
　・子宮を検査する場合には，検査直前の排尿はせずに膀胱に尿がたまった状態にしておいてください．
2) 検査中
　・腹式呼吸の要領で，お腹を膨らませたりへこませたりします．また，息を止めることもありますので，指示に合わせてください．
3) 検査後
　・検査部位に塗ったゼリーを拭き取ると検査終了です．

5. 検査結果について
　テレビモニターで映し出された映像画面がプリントされ，読影結果が主治医に送られます．主治医から検査結果をお伝えします．

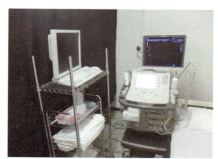
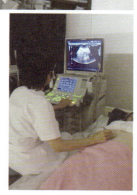

➡目　的
- 癌の壁進達度を診断する．
- 粘膜下に存在する腫瘍像の描出から，腫瘍の存在する層の診断をする．
- リンパ節転移の有無を診断する．
- 潰瘍の深さや炎症の程度を診断する．
- 粘膜下腫瘍の性状，発生母地を診断する．
- 壁外性圧排との鑑別診断をする．

◆方　法（胃内視鏡検査については p.24 を参照のこと）

・前処置として鎮静薬，鎮痛薬の注射を行う．
・はじめに粘液蛋白消化薬と水 300 mL を飲んでもらう．
・スコープを胃内挿入後，胃内容を吸引し，病変部を観察する．
・検査の目的部位（胃，膵など）によって，スコープを通して胃内に 300 ～ 500（800）mL の脱気水を注入する（脱気水充満法）．
・病変部位により，水が最も溜まる位置に体位変換する．
・狭い部位や脱気水の貯留が困難な部位では先端探触子をおおうバルーンに脱気水を充満させて行う（バルーン法）．

◆インフォームド・コンセント

　検査概要を記入した用紙を渡し，検査の目的，方法，所要時間，検査の危険度や苦痛の程度などについて説明する．患者（家族）の理解度および同意の有無を確認してから，予約の日時を患者とともに決定する．

◆検査時の看護

〔検査前〕
・前日の夕食後より食事を禁じる．
・下部消化管の場合には，前日から注腸食を摂取してもらい，下剤を投与する．
・前投薬は，通常の内視鏡と同様，上部消化管では，唾液，消化管運動を抑制する目的で，硫酸アトロピンと抗コリン薬（ブスコパン®）を筋肉内注射する．
・下部消化管の場合では，抗コリン薬（ブスコパン®）を筋肉内注射する．時には，鎮静薬，鎮痛薬を併用することもある．
・咽頭麻酔は，4％キシロカイン®のうがいを行う．
・患者に関する情報，病変の位置，方向，範囲などを十分把握して，検査時間をなるべく短くする．
・検査の内容を説明し，協力が得られるようにする．

〔検査中〕
・EUS のスコープは先端硬性部が長く，バルーン密着法では消化管壁をバルーンが押し広げるため患者に苦痛を与えやすい．事前に説明し，苦しいときには，手で合図してもらう．

〔検査後〕
・検査後 2 時間は咽頭麻酔の影響が残るため，禁飲食であることを説明する．
・はじめに水分を少量飲んでむせないことを確認してから，飲食してもらう．
・高齢者や衰弱した人の場合は，特に誤嚥の防止に注意する．
・胃部不快感，心窩部痛，嘔気，胸部不快，出血，発熱，咽頭痛の出現に注意する．
・異常が認められたら直ちに医師に報告する．帰宅後の場合は，すぐに連絡するように説明する．
・検査終了後の転倒や転落などの事故を防止する．
・生検を行った場合は，終了後 1 時間は床上安静にて経過観察し，出血に注意する．

・鎮痙薬の影響で口渇や排尿困難，羞明などが残る場合があるが，2〜3時間で消失することを説明する．
・あらかじめ帰宅時は自動車の運転などを避けるように指導しておく．

◆検査結果の看護へのいかしかた
・他の画像診断や生検所見とあわせて，疾病の診断や進行度，および術式を決定するための補助検査として行われることが多い．
・今後の治療法を理解することによって，患者の身体・心理・社会面の問題を予測し，早期に対処できるようにする．

❹ CT，MRI

（1）CT（computed tomography；単純コンピューター断層撮影）

造影剤を使用しない単純 CT と造影剤を使用する造影 CT がある．

単純 X 線撮影では判断しにくかった実質と体液成分の区別，実質の正常と異常の区別ができる．患者の苦痛や危険の少ない検査である．

◆目　的
〔頭部 CT〕

非侵襲的に頭蓋骨やその内部の脳組織の構造や変化，病変を把握する．
・外傷による頭蓋骨骨折，硬膜外血腫，硬膜下血腫，脳挫傷の診断をする．
・脳出血と脳梗塞の鑑別診断を行う．
・くも膜下出血，脳腫瘍，水頭症などの診断をする．

〔腹部 CT〕

・上腹部の肝臓，胆嚢，膵臓，脾臓，腎臓，副腎などの臓器の検査・診断をする．
・腫瘍，後腹膜疾患，腹部大動脈病変，骨盤内臓器の検査・診断をする．
・胃や腸での病変の浸潤の程度やリンパ節転移や肝転移の有無を知る．
・急性腹症（消化管穿孔など）の診断をする．

〔その他〕

・胸部（肺・心臓・縦隔）や四肢（骨・関節内）の CT など，全身的に撮影が可能であり，臓器や病変の検査，診断ができる（図 2-8）．

◆方　法
・患者はベッドの上に仰臥位で固定され，撮影に従ってベッドごと頭側に移動していく．
・撮影時は息を止めてもらう．
・体動は厳禁となるので，安静が保てない患者（幼児など）の場合にはあらかじめ鎮静薬を使用することがある．
・造影 CT の場合は，造影剤を静脈内注入しながら撮影を繰り返す．

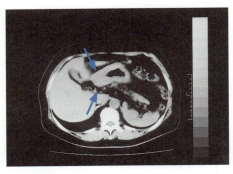

胃壁，特に小彎側に胃癌による
著明な肥厚を認める（→部）

図 2-8 腹部 CT

◆インフォームド・コンセント

　検査概要を記入した用紙を渡し（表 2-7），検査の目的，方法，所要時間，検査の危険度や苦痛の程度などについて説明する．患者（家族）の理解度および同意の有無を確認してから，予約の日時を患者とともに決定する．

◆検査時の看護

〔検査前〕
- 単純 CT は，痛みのないことを説明し，不安や恐怖の軽減を図る．
- 検査前一食を絶食とする．頭部および胸部 CT で造影剤を使用しない場合，禁飲食としない場合があるが，摂取量を控えてもらう．
- X 線検査と同様に，金属やボタンのついた衣服を脱いで，検査衣に着替えてもらう．
- 検査中（15 分〜1 時間）は安静臥床が必要であり，正確に検査が受けられるようにするため，また患者の不安緩和のため，固定されることなど検査の方法を十分に説明しておく．
- 腸管を含む腹部造影を行う場合は，腸管内にガスの貯留がないように，事前に食事の注意や緩下薬の服用などを行い，正確に検査が受けられるようにする．
- 上部消化管造影後 2〜3 日は，腸管内バリウムにより正確な結果が得られないため腹部 CT は行えない．
- 造影剤使用時は，造影剤（ヨード剤）のテストを行う．ただし造影剤テストは，①テスト陰性でも重篤な副作用を起こすことがある，②テスト自体に危険性がある，という理由から必ずしも行われない．血管内造影剤注入の場合，医師が造影剤 1 mL をゆっくり静注して，異常の有無を観察する．

〔検査中〕
- 造影剤を使用している場合は，副作用（嘔気，嘔吐，ショック症状など）出現の有無を観察する．
- 造影剤のショック症状が出現した場合には，造影剤の注入を直ちに中止し，脈拍，血圧，呼吸，意識，皮膚色，静脈の膨らみ具合などの全身状態を観察し，医師に報告し，必要

表 2-7 腹部 CT 検査を受けられる方へ

1. CT 検査とは

コンピューター断層撮影検査とも呼ばれます．人体を透過した X 線をコンピューターで処理して断層画像をつくり，体内の様子を調べる検査です．横たわった姿勢のまま，丸いドーム状の中をスライド移動して検査部位に X 線を照射します．診療放射線技師が検査しますが，造影剤を使用する場合には医師が注射または点滴を行います．検査時間は 15〜60 分程度です．

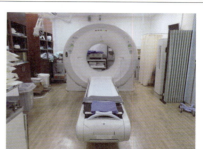

2. 検査の目的

胸部，腹部などのあらゆる臓器の内部を把握することができます．横断面で周囲の臓器との位置関係や大きさを見ることができます．また，造影剤を用いることにより造影前後の像の変化を診断に役立てることができます．

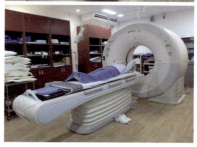

3. 検査の危険度や苦痛

危険はほとんどありません．検査中はじっと横になって動けないので少しつらいかもしれません．造影剤を注射すると一時的に身体が熱くなります．造影剤の副作用が出ることがまれにあります．

4. 検査前・中・後の留意点

1) 検査前

- 検査が午前中の場合には，検査当日の朝食は食べないでください．検査が午後の場合には，昼食を食べないでください．ただし，薬やジュースなどの水分はとってもかまいません．
- ボタンや金属のついていない検査衣に着替えます．または，検査部位の衣服をはずしていただきます．
- アレルギーのある方や以前造影剤を使用したときに何らかの症状が出た方はお知らせください．

2) 検査中

- 検査中は動かないでください．
- 合図があったら息を止めてください．
- 検査中は，マイクを通して会話ができます．気分が悪くなったりしたときにはお知らせください．

3) 検査後

- 造影剤によりまれに，蕁麻疹がでたり気分が悪くなることがあります．その場合は，申し出てください．
- 造影剤を使用した場合には，排出を促すために水分をたくさんとってください．
- 検査終了後，特に症状がなければお食事をしていただいてかまいません．

5. 検査結果について

写真と診療放射線医師による読影結果が主治医に送られます．次の受診時に主治医から検査結果をお伝えします．

な処置を行う.

〔検査後〕

・状態に変化のない場合は，特に制限の必要はないことを伝える.

・造影剤を使用した場合には，排泄を促すために水分摂取の必要性を説明する.

・造影剤注入部位の止血を確認する.

・造影剤の副作用の有無を観察する.

・外来患者に造影剤を使用した場合には，遅延性反応として，皮疹，嘔気，嘔吐，時にショック症状が出現する危険性があること，および症状が起こった場合の対処方法を指導する.

◆検査結果の看護へのいかしかた

・他の画像診断や生検所見とあわせて，疾病の診断や進行度，および術式を決定するための補助検査として行われることが多い.

・今後の治療法を理解することによって，患者の身体・心理・社会面の問題を予測し，早期に対処できるようにする.

(2) MRI（magnetic resonance imaging；磁気共鳴画像）

消化管の疾患を診断する目的で MRI が第一に用いられることは少ないが，鑑別診断や病期診断のために用いられることは多い.

◆MRI の長所と短所

〔長　所〕

・軟部組織のコントラスト分解能が優れている．脳では白質，灰白質の識別も明瞭であり，X 線 CT で描出困難な多発性硬化症など脱髄疾患や変性疾患の診断にも優れている.

・その他，椎間板，関節軟骨，靭帯異常なども非侵襲的に描出できる.

・X 線 CT でみられることがある骨や空気によるアーチファクトがない．しかし，検査部位に強磁性体（鉄，コバルト，ニッケルなど）があるとアーチファクトや偽像をつくる.

・骨によるアーチファクトがないため，X 線 CT の弱点である後頭蓋窩，頭蓋底，脳幹，脊髄，骨髄などの病変をよく描出できる.

・血流情報を非侵襲的に得ることができる.

・X 線 CT は輪切りの横断像が原則だが，MRI は患者を動かすことなく，矢状断，冠状断など任意な方向の断面図を得ることができる．病変の 3 次元的な把握，理解に優れている.

・横断面のみならず斜めや縦の方向の切断面も写すことができる.

・X 線被曝がない．人体に障害を起こす危険性はなく，安全である.

〔短　所〕

・撮影時間が長いので，呼吸運動や腸蠕動などによって画質の劣化を生じやすい.

・ペースメーカーを装着している患者や生命維持装置などを取り付けている患者の検査ができない．脳動脈瘤のクリップ，可動式義眼，骨折固定金属，人工関節，外科クリップ，義歯，金属製異物など磁性体を装着している患者は，入室前に医師の確認が必要であり，

入室できない場合がある.

◆目 的

石灰化の診断, びまん性肺疾患以外は CT の適応疾患はすべて適応となる.
・壁内浸潤か壁外浸潤かの判定をする.
・主として隣接臓器浸潤や臓器転移を診断する.

◆方 法

・患者はベッドの上に仰臥位で固定され, 撮影にしたがってベッドごと頭側に移動していく.
・体動は厳禁となるので, 安静が保てない患者（幼児など）の場合にはあらかじめ鎮静薬を使用することがある.

◆インフォームド・コンセント

検査概要を記入した用紙を渡し（表 2-8）, 検査の目的, 方法, 所要時間, 検査の危険度や苦痛の程度などについて説明する. 患者（家族）の理解度および同意の有無を確認してから, 予約の日時を患者とともに決定する.

◆検査時の看護

〔検査前〕
・検査室へは磁性体物品は持ち込むことができないので, 説明を行う. また, 入室前には, 金属, 装身具類を身につけていないことを確認する.
　　金属製のもの：時計, ネックレス, ヘアピン, 安全ピン, イヤリング, バッジ類
　　磁気を使用したもの：キャッシュカード, テレホンカードなどのカード類, 磁気治療器, カイロなど
　　金属製の付属品がついているもの：スリップ, ブラジャー, 眼鏡など
・手術歴：心臓ペースメーカーや関節手術などで金属が体内に入っていないかを確認する.
・医療者自身が磁性体物品を持ち込まない.
・ストレッチャー, 車いすなども直接検査室には入れられないので, 検査室専用のアルミ製のものを利用する.
・円筒内の狭い閉鎖空間での検査であるため, 圧迫感, 恐怖感を感じることがある. 広く暗い部屋に 1 人になるが, 外との連絡はいつでもとれることを説明する.
・検査中は臥床しているだけであるが, 動いてはいけないこと, 時に 1 時間近くかかることがあること, 音がすることなどを説明し, 協力を得る.
・消化管の検査の場合, 消化管の動きを抑えるため, 検査前数時間を禁飲食とする. 検査直前に造影剤を服用してもらい, 消化管蠕動抑制薬を筋肉内注射する. イレウス, 緑内障, 前立腺肥大症のある患者には, 前処置をせずに行う.

〔検査中〕
・監視モニターを見ながら常に患者の状態に注意する.
・患者急変時にいつでも検査室内に入れるように磁性体物品をはずしておく.

表 2-8　MRI 検査を受けられる方へ

1. MRI 検査とは
　磁気共鳴画像といわれ，強い磁気と電波を使って体内の様子をさまざまな角度から断層画像にします．微弱な体内からの信号を計測するため，多少時間がかかりますが身体に及ぼす影響はありません．寝台に横たわってドーム状の検査台の中を通ります．検査技師が検査しますが，造影剤を使用する場合には，医師が行います．検査時間は，30 分〜 1 時間程度です．

2. 検査の目的
　横断面だけでなく縦断面，斜断面で病変の位置や大きさや周囲との位置関係などを見ることができます．
　また，造影剤を用いることにより造影前後の像の変化を診断に役立てることができます．

3. 検査の危険度や苦痛
　危険はほとんどありません．検査中はじっと横になって動けないので少しつらいかもしれません．撮影中 MRI 装置からトントントンという音がします．
　X 線による被曝がありません．
　造影剤を用いる場合には，造影剤を注射すると一時的に身体が熱くなります．造影剤の副作用が出ることがまれにあります．

4. 検査前・中・後の留意点
1) **検査前**
   - 腹部 MRI の方のみ，検査が午前中の場合には，検査当日の朝食は食べないでください．検査が午後の場合には，昼食を食べないでください．ただし，薬やジュースなどの水分はとってもかまいません．
   - MRI は，磁気を利用した装置のため次のものは検査室に持ち込むことができません．
     貴金属類（時計，ネックレス，イヤリング，ヘアピンなど）
     磁気カード（キャッシュカード，テレホンカード，診察券など）
     その他（眼鏡，補聴器，入れ歯，カイロ，磁気治療器など）
     アイシャドーやアイラインなどでブルー系のものには顔料として金属を使用している場合がありますので，検査当日は使用しないでください．
   - 検査衣に着替えます．トイレを済ませておいてください．
   - アレルギーのある方や以前造影剤を使用したときに何らかの症状が出た方はお知らせください．
2) **検査中**
   - 検査中は担当者の指示に従ってください．検査は横になっているだけで終了します．
   - 検査中は動かないでください．
   - 検査中は，マイクを通して会話ができます．気分が悪くなったりしたときにはお知らせください．
3) **検査後**
   - 造影剤によりまれに，蕁麻疹がでたり気分が悪くなることがあります．その場合は，申し出てください．

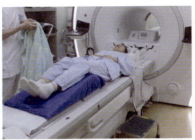
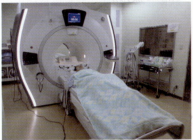
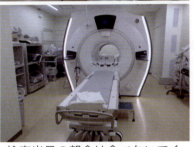

・造影剤を使用した場合には，排出を促すために水分をたくさんとってください．
・検査終了後，特に症状がなければお食事をしていただいてかまいません．

5. 検査結果について

　写真と放射線医師による読影結果が主治医に送られます．次の受診時に主治医から検査結果をお伝えします．

〔検査後〕
・状態に変化のない場合は，特に制限の必要はないことを伝える．
・造影剤を使用した場合には，排泄を促すために水分摂取の必要性を説明する．
・造影剤注入部位の止血を確認する．
・造影剤の副作用の有無を観察する．
・外来患者に造影剤を使用した場合には，遅延性反応として，皮疹，嘔気，嘔吐，時にショック症状が出現する危険性があること，および症状が起こった場合の対処方法を指導する．

◆検査結果の看護へのいかしかた
・他の画像診断や生検所見とあわせて，疾病の診断や進行度，および術式を決定するための補助検査として行われることが多い．
・今後の治療法を理解することによって，患者の身体・心理・社会面の問題を予測し，早期に対処できるようにする．

❺ PET（陽電子放射断層撮影）検査

（1）FDG-PET（fluoro-deoxy-glucose-positron emission tomography）

　癌細胞が正常細胞よりも活発にブドウ糖代謝を行っている性質を活かし，陽電子を放出する検査用ブドウ糖を利用し，体内での薬剤の分布を画像化する診断法である．

◆目　的
・癌の有無，位置の特定のため

◆方　法
・FDGを静脈から注入する．
・注入されたFDGが全身にいきわたるまで，安静臥床とする（30分〜1時間程度）．
・ベッドの上に仰臥位で固定され，撮影にしたがってベッドごと頭側に移動し，スキャナーの中に移動しながら撮影する．

◆インフォームド・コンセント
検査概要を記入した用紙を渡し（表2-9），検査の目的，方法，所要時間，検査の危険性

2　診断検査を受ける患者の看護

表 2-9　PET 検査を受けられる方へ

1. PET 検査とは

　CT のような装置で，全身や脳などの働きを断層画像としてとらえ，病気の原因や病状を的確に診断する検査法です．ごくわずかな放射性同位元素を含んだ薬を静脈に注射し，体の中での薬の分布（広がり）を，体の外から「PET 装置」で撮影します．撮影時間は，30 分程度です．

2. 検査の目的

　悪性腫瘍や炎症の有無，範囲などを調べます．

3. 検査の危険度や苦痛

　危険はほとんどありません．ごくわずかな放射性同位元素を含んだ薬を注射しますが，重篤な副作用の報告はありません．放射線被曝を受けることになりますが，その被曝量は，バリウムを用いた胃の検査での被曝線量とほぼ同量であり，今回受ける PET 検査が将来のがん発生につながるといった心配はありません．

4. 検査前・中・後の留意点

1）検査前
- ・検査時間の 6 時間前からお食事はしないでください．
- ・検査では血液中の糖分の影響を強く受けますので，ジュースなどの甘みを含むものは飲まないでください．
- ・普段服用している薬は通常通りにお飲みください．水で服用してください．
- ・ただし，糖尿病で血糖降下薬やインスリン注射を行っている方は，原則として検査当日の使用は中止してください．ご不明な点は，主治医に確認してください．
- ・アレルギーのある方はお知らせください．
- ・ボタンや金属の付いていない検査衣に着替えます．
- ・検査前に排尿を済ませてください．
- ・検査用の薬を注射してから，全身にいきわたるまで横になって静かにすごします（30 分から 1 時間程度）．

2）検査中
- ・検査中は動かないでください．
- ・検査中はマイクを通して会話ができます．気分が悪くなったりしたときにはお知らせください．

3）検査後
- ・20 分程度静かに休憩していただきます．
- ・着替えをしていただいた後は，飲み物や食べ物をとっていただいてかまいません．

5. 検査結果について

　写真と放射線医師による読影結果が主治医に送られます．次の受診時に主治医から検査結果をお伝えします．

や苦痛の程度，検査室の場所などについて説明する．患者（家族）の理解度および同意の有無を確認してから，予約の日時を患者とともに決定する．

◆検査時の看護

〔検査前〕
- ・説明の理解度を確認し，疑問や不安の軽減を図る．

- 運動によりFDGが筋肉に集まることを防ぐため，注射後の安静の必要性を理解してもらう．
- FDGの集積をより明確にするため，検査予約時間の6時間前から絶食とする．
- 水分をとる場合には，水・緑茶・麦茶など糖分の入っていないものとする．
- 正確に検査が受けられるようにするため，撮影中は体を動かさないように固定されることなど検査の方法を十分に説明しておく．
- 検査衣に着替える．貴金属やシップ類などははずす．

〔検査中〕
- 検査中はマイクを通して会話ができることを事前に伝える．

〔検査後〕
- 検査時に注入したFDGが体外に排出されるまで，丸1日かかるため，以下のことに注意する．
  - ※妊婦や乳幼児への接触を控える．授乳も24時間は避ける．
  - ※使用されたFDGは尿として体外に排出されるため，トイレの後はよく手を洗う．

◆ 検査結果の看護へのいかしかた
- 他の画像診断や生検結果と合わせて，疾病の診断や進行度および術式を決定するための補助検査として行われることが多い．
- 今後の治療法を理解することによって，患者の身体・心理・社会面の問題を予測し，早期に対処できるようにする．

引用文献

1) 日本胃癌学会編：胃癌取扱い規約．第15版，pp.32-33，金原出版，2017．
2) 前掲書1），p.46．
3) 日本肺癌学会編：臨床・病理　肺癌取扱い規約．第8版，p.75，金原出版，2017．
4) 大腸癌研究会編：大腸癌取扱い規約．第9版，pp.28-29，金原出版，2018．
5) 日本乳癌学会編：臨床・病理　乳癌取扱い規約．第18版，pp.27-32．金原出版，2018．

PLUS ONE

診断検査に使用する主な薬剤の作用・副作用

商品名	一般名	作用	副作用
バリウム Barium	硫酸バリウム barium sulfate	消化管造影	排便困難
ブスコパン Buscopan	臭化ブチルスコポラミン scopolamin butylbromide	胃液分泌抑制 消化管運動抑制	口渇，視力減退，胸やけ，排尿障害
グルカゴン Glucagon	グルカゴン glucagon	胃液分泌抑制 消化管運動抑制	高血糖症状
キシロカイン Xylocaine （液，ゼリー，スプレー，ビスカス）	塩酸リドカイン lidocaine hydrochloride	局所麻酔 （表面麻酔）	血圧降下・脈拍異常・呼吸抑制などの中毒症状，眠気，不安，興奮，霧視，悪心，過敏症状など
ガスコン Gascon	ジメチルポリシロキサン dimethylpolysiloxane	消泡 消化器内ガス除去	胃腸障害
トロンビン Thrombin	トロンビン thrombin	止血 凝固因子増強	過敏反応，ショック症状，発熱，悪心，嘔吐，頭痛
レプチラーゼ Reptilase	ヘモコアグラーゼ hemocoaglase	止血 凝固因子増強	蕁麻疹，呼吸困難，ショック
アドナ Adona	カルバゾクロムスルホン酸ナトリウム carbazochrome sodium sulfonate	血管強化	悪心，嘔吐，胃部膨満感，食欲不振，顔面紅潮
硫酸アトロピン Atropine sulfate	硫酸アトロピン atropine sulfate	胃液分泌抑制	口渇，皮膚発赤，瞳孔散大，排尿障害，精神神経症状，心悸亢進，過敏症
アタラックスP Atarax P	ヒドロキシジン hydroxyzine	抗不安 鎮静睡眠作用	眠気，倦怠感，悪心，口渇，過敏症
リン酸コデイン Codeine Phosphat	リン酸コデイン codeine phosphat	鎮咳,鎮静,鎮痛	依存性，呼吸抑制，不整脈，血圧変動，悪心，嘔吐，便秘，眩暈，眠気，排尿障害
ソセゴン Sosegon	ペンタゾシン pentazocine	鎮痛,麻酔補助	依存性,幻覚,錯乱,発汗,眩暈,悪心,嘔吐,食欲低下,便秘,排尿困難

3 術前検査を受ける患者の看護

OBJECTIVES

1. 術前に実施される主な呼吸・循環機能検査の目的・方法・検査時の看護を理解する
2. 呼吸・循環機能検査結果の意味と看護へのいかしかたを理解する
3. 術前に実施される主な検体検査の目的と術前の留意点を理解する
4. 加齢に伴う身体機能の変化を把握し，高齢者と成人の検査基準値について理解する

　手術療法が予定された患者には，入院前の外来において術前検査が施行される．以前は手術目的で入院した患者を対象として実施していた術前検査であるが，p.12 で述べたように入院期間の短縮化が促進する今日では，ほとんどの術前検査が入院前の外来において実施されている．術前検査は心・肺・肝・腎・止血機能などの状態を把握し，生体が麻酔や手術による侵襲に耐えうるか否か，さらに術前のハイリスク状態はどの程度かを評価することが主な目的である．これには専門的な技術を用いて行われる身体機能検査である心電図やスパイロメトリーなどの診断検査と，患者から採取する血液や尿などの検体を用いる検体検査が組み合わさっている．

　術前検査を行う患者の看護にあたる外来看護師には，多くの役割がある．各検査特有の看護に関しては後述するが，どのような検査時の看護にも共通するのは，次のようなことである．

(1) 検査を受ける患者に対する心身の準備：検査の説明を一方的に行うのではなく，患者の緊張度を和らげるようにする．例えばアイコンタクトをとりながら，患者の気持ちや理解度を確認しつつ説明を進めるようにする．
(2) 検査中の苦痛の緩和：医師の介助を実施しながらも，看護師の注意は患者へ向ける．例えば検査の進行状況を説明しながら痛みが予測される場合には手を握るようにする．
(3) 検査後の患者に対するねぎらいと異常の早期発見：例えば「お疲れさまでした」という言葉かけをしながら患者の表情を観察し，異常の有無を確認する．
(4) 個別的な看護援助が行えるように，術前検査結果を看護過程に活用：例えば，スパイロメトリーの結果が異常であり，呼吸機能の低下がある患者に対して積極的に術前呼吸訓練を指導する．

　そして，看護過程に取り入れた看護の具体策を，外来から病棟へと継続していくことが重要である．

❶ 呼吸機能検査

（1）基礎知識

　高齢者と成人とでは，検査基準値を区別して考えなくてはならないものがあるため，以下に注意する．

　加齢により低下するもの：肺活量，1秒率，1秒量，動脈血酸素分圧

　加齢により増加するもの：全肺気量，残気量

①呼吸機能検査は，呼吸機能評価のための検査，換気機能の情報を得る検査（スパイロメトリーなど），肺実質機能の情報を得る検査（肺圧量曲線，肺拡散能力），ガス交換機能の情報を得る検査（動脈血ガス分析），運動時の肺機能の情報を得る運動負荷試験や薬物吸入時の気道過敏性検査などがある．術前の呼吸機能検査としては，スパイロメトリー，動脈血ガス分析が行われることが多い．

②ヒュー・ジョーンズ分類（Hugh-Jones 分類）（表2-10）

　臨床症状に基づき，客観的に呼吸困難を表す分類である．手術患者の高齢化とともに，呼吸器系のさまざまな障害をもつ患者が増加しており，この分類法が役立つ．Ⅳ度以上では，術後呼吸器合併症発生率が高くなる．

◆年齢と肺活量

　年齢，性別，身長から肺活量（vital capacity；VC）を予測するには Baldwin の計算式（仰臥位時）が便利である．以下の計算式から身長の変化がほとんどない成人の場合，加齢とともに肺活量が減少していくことが理解できる．

　・男性の予測肺活量＝（27.63 − 0.112 ×年齢）×身長

　ゆえに 30 歳の男性で 170 cm の患者の場合は，（27.63 − 0.112 × 30）× 170 = 4125.9 mL の肺活量が予測される．同じ患者が 60 歳になった場合は，（27.63 − 0.112 × 60）× 170 = 3554.7mL である．

表 2-10　Hugh-Jones 分類

Ⅰ度 ▷	同年代の健常者とほとんど同様の労作ができ，歩行，階段昇降も健常者なみにできる．
Ⅱ度 ▷	同年代の健常者とほとんど同様の労作ができるが，坂，階段の昇降は健常者なみにはできない．
Ⅲ度 ▷	平地でさえ健常者なみには歩けないが，自分のペースでなら 1 マイル（1.6 km）以上歩ける．
Ⅳ度 ▷	休みながらでなければ 50 ヤード（約 46 m）も歩けない．
Ⅴ度 ▷	会話，衣服の着脱にも息切れを自覚する． 息切れのため外出できない．

(Fletcher, C.M.：The clinical diagnosis of pulmonary emphysema. Proc R Soc Med, 45(9)：577-584, 1952.)

・女性の予測肺活量＝（21.78 − 0.101 ×年齢）×身長

　ゆえに 60 歳の女性で 155 cm の患者の場合は，（21.78 − 0.101 × 60）× 155 ＝ 2436.6 mL の肺活量が予測される．ただし体位変換によって肺活量は容易に変化し，立位→座位→半座位→仰臥位の順に減少していく．

肺気量分画

　次に述べるスパイロメトリーを使用した換気の記録は，図 2-9 のような曲線となる．すなわち，安静吸気位から安静呼気位までが 1 回換気量であり，通常 300 ～ 500 mL である．最大吸気位から最大呼気位までが肺活量であり，この肺活量に残気量（すべて息を吐ききった状態でも必ず一定量が残っている）を加えたものが全肺容量である．直接ガス交換に関係するのは，安静呼気時（安静時呼吸の呼気終末時）に肺内に残っている機能的残気量である．

拘束性換気障害と閉塞性換気障害（図 2-10，図 2-11）

　拘束性換気障害とは，％肺活量（％ VC）が 80％以下の場合であり，肺自体あるいは肺周囲の構成組織変化により，肺の拡張性が障害されている状態である．例えば肥満患者の肺は，

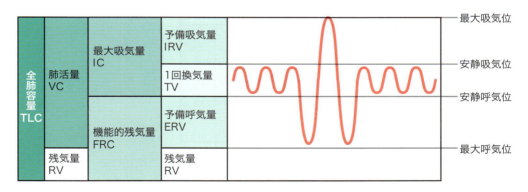

図 2-9　肺気量分画

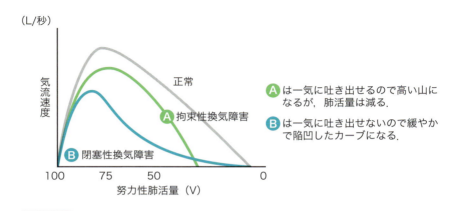

図 2-10　流量・気量（flow-volume）曲線

胸が厚く硬くなっており肺が十分に伸び縮みしない．

閉塞性換気障害とは，1秒率（$FEV_1\%$）が70％以下の場合であり，気道内に抵抗が生じ空気の呼出が障害されている状態である．例えば喘息や気管支炎のある患者は，気道が狭くなっているために息を吐き出しにくい．

- ％肺活量（％ VC）＝予測肺活量（年齢と身長から予測される肺活量；VC）に対する，実測肺活量の割合
- 1秒率〔$FEV_1\%$（FEV_1／FVC）〕＝最大吸気からできるだけ速やかに呼出したときの肺活量（努力性肺活量 FVC, forced vital capacity）に対する，最初の1秒間の呼出量の割合（1秒量；FEV_1）

〔年齢を加味した1秒率（％）の基準値〕
男性：91.79 − 0.373 ×年齢
女性：92.11 − 0.261 ×年齢

なお，拘束性換気障害と閉塞性換気障害が混在するタイプを混合性換気障害という．これらは図2-11のように表現できる．

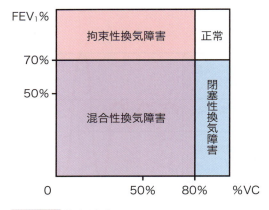

図2-11 換気障害

(2) スパイロメトリーによる呼吸機能検査

◆目 的

肺を通過する空気の量と速度を測定し，肺の換気能力を知る．

◆方 法

①患者にスパイロメトリーの筒をくわえて呼吸をさせる．
②呼吸によって排出された空気を，一定の速さで回転させた紙に曲線（スパイログラム）として描かせ，そのデータから肺活量，気流速度を算出し換気能力を測定する（図2-9）．

◆インフォームド・コンセント

呼吸機能検査は患者が指示どおりに呼吸しないと検査が成立しないので，検査の目的・方法および検査の苦痛について説明し，患者の協力が得られるようにする（表2-11）．

表 2-11 呼吸機能検査について

---

1. 呼吸機能検査とは

検査室の人の指示に従い，検査室で行います．

まず，息が漏れないように鼻にクリップをして，計測器の筒をくわえて呼吸をします．はじめに普通の呼吸をして息をととのえ，その後に思いっきり息を吸ったり吐いたりして，それを記録します．

2. 検査の目的

肺に出入りする空気の量や速度を計り，その記録から肺の機能を調べます．

3. 検査の危険度や苦痛

検査中は口呼吸です．慣れるまで 2, 3 度口からの深呼吸をしておきましょう．

4. 検査前・中・後の留意点

1) 検査前

・身長，体重をチェックしておいてください．
・胸腹部をしめつけると正しい値が出ないのでコルセットやガードルははずしてください．
・心疾患や，呼吸器疾患の既往のある方は主治医に申し出てください．また，現在風邪をひいている場合も申し出てください．
・息切れや動悸がある状態では結果が正しく出ないので，検査室までは階段を使わずにエレベーターを使用してください．

2) 検査中

・義歯はとりはずしてください．
・計測器の筒は空気が漏れないようにしっかりくわえてください．
・痛みなどの苦痛はありませんので，できるかぎりリラックスしてください．

3) 検査後

・咳や痰や喘鳴などがある場合はすぐに申し出てください．

5. 検査結果について

測定された結果をもとに，主治医と麻酔科医によって，手術の適応と安全性が検討されます．次の受診時に主治医から検査結果をお伝えします．

◆ **検査時の看護**

〔検査前〕

・禁食の必要はないが，食直後は呼吸が抑制される可能性があるので避ける．
・胸部を圧迫しないゆったりとした衣服で行う．
・身長・体重の記入をするので最新の身長・体重を確認しておく．
・呼吸状態や循環状態の悪化を招く恐れがあるので，事前に喘息や心疾患の既往を確認しておく．
・義歯ははずれる可能性があるのではずして検査する．
・気管支拡張薬を服用している患者では指示を確認しておく．
・感染症（結核，梅毒，肝炎）などの患者は事前に検査室に連絡する

〔検査中〕

・息が漏れないように計測器の筒をしっかりくわえてもらう．

- 鼻から空気が漏れないようにノーズクリップで鼻翼をつまむ．
- 指示に従って筒に息を吸ったり吐いたりしてもらう．
- 口や鼻から空気が漏れていないか注意する．
- 検査のやり方や患者の緊張度によってデータが変わるので，できるだけリラックスできるように声をかける．

〔検査後〕
- 呼吸状態が悪化する恐れがあるので，状態を確認する．

◆ 検査結果の看護へのいかしかた

　肺は麻酔によって最も影響を受けやすい臓器である．全身麻酔の術後は一般に最大換気量が術前の40〜60%に減少し，酸素消費量は20%増加するといわれている．したがって，術前に肺機能を調べることによって術後の肺合併症を予測し，術前の予防的援助に役立てる．例えば，拘束性換気障害や閉塞性換気障害のある患者は，術前にトライボール™やコーチ2®などの呼吸機能訓練用器具を用いて，深くゆっくりした呼吸を体得させる指導を計画する（pp.114-115参照）．また，喫煙患者には少なくとも手術前1週間から禁煙を計画する．

(3) 動脈血液ガス分析

◆ 目　的

　動脈の血液ガスを測定し，動脈血中に存在する酸素分圧（PaO_2），二酸化炭素分圧（$PaCO_2$），pH，酸素飽和度，重炭酸イオン濃度（HCO_3^-），塩基過剰（ベース・エクセス base excess；BE）を測定し，肺のガス交換機能を知る．さらに体の酸塩基平衡状態を知る．

◆ 方　法

①血液ガス測定用の注射器（ヘパリン入り）を用いて医師が実施する（図2-12）．
②採血部位としては橈骨動脈，上腕動脈，大腿動脈などがある．血管と神経の走行に留意

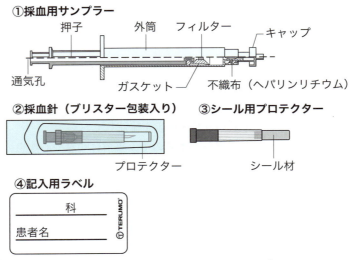

図2-12　血液ガス測定用採血キットの一例〔「プレザパック®Ⅱ」（テルモ）添付文書より〕

し，神経損傷に十分気をつける．

③採血部位の拍動を確認し，60〜90度の角度で針を刺入して必要量の血液を採取する．

④採血針を抜くと同時に刺入部位をアルコール綿，あるいは圧迫ガーゼで約5分間圧迫止血する．

⑤手の平で注射器を転がし，注射器内のヘパリンと血液を十分に混和させる．

⑥血球は代謝を続け時間とともにデータが変化するため，直ちに分析にかける．

⑦測定は血液ガス分析装置にて自動的に行われる．

◆インフォームド・コンセント

採血の目的，方法，採血する血液量，苦痛の程度などについて説明する（表2-12）．

◆検査時の看護

〔検査前〕

・動脈圧は収縮時で100〜160 mmHg，拡張期で60〜90 mmHg あり，採血後に出血しやすいという危険性がある．患者に出血傾向はないか，抗凝固薬を使用していないか確認する．

・検査前は少なくとも15分間は安静にしていたかを確認する．

・採血の際の不安や疼痛のために息をこらえたり深呼吸をすると，検査結果に誤差が生じる恐れがあるので，リラックスした状態で採血が受けられるように援助する．

〔検査中〕

・患者に刺入部位を動かさないように説明し協力を得る．

〔検査後〕

・血腫を作らないように，主治医が注射針を抜くと同時に約5分間圧迫止血する．

・刺入部位に内出血や血腫がないことを確認して絆創膏を貼りさらに圧迫する．

・再出血予防のためしばらく安静にするよう伝え，状態を観察する．

表2-12 動脈血液ガス分析について

1. 動脈血液ガス分析とは

動脈から血液を採り，血液中の酸素と二酸化炭素の量を調べます．

2. 検査の目的

肺がどれだけ酸素を取り込んで二酸化炭素を排泄できるかというガス交換機能を調べます．

3. 検査の苦痛と留意点

この検査は運動や緊張によって変化しますので検査前は安静にしていてください．

多少痛みを伴いますが，針を刺す一瞬ですから動かないようにお願いします．動脈に針を刺した後は，止血するまでに時間がかかります．最低5〜6分間は圧迫し，止血を確認しますが，検査後もしばらくは安静にしてください．

4. 検査結果について

次の受診時に主治医から検査結果をお伝えします．

3 術前検査を受ける患者の看護

◆検査結果の看護へのいかしかた

〔基準値とデータの読み方〕

◉ pH：7.40 ± 0.02

pH ＝ 7.0 が中性（酸と塩基のバランスがとれた状態）なので正常の血液 pH は，弱アルカリ性である．

pH ＞ 7.45 をアルカローシス，pH ＜ 7.35 の状態をアシドーシスという．血液 pH は HCO_3^- 濃度と $PaCO_2$ によって決定される．

◉ $PaCO_2$：35 ～ 45 Torr

主に肺胞換気量の良否，酸塩基平衡の程度を知ることができる．過換気では $PaCO_2$ は低下して pH は上昇するので，呼吸性アルカローシスになる．

逆に低換気では $PaCO_2$ は上昇して pH は低下するので，呼吸性アシドーシスになる．例えば麻酔の過剰投与や肺疾患による換気障害が原因として考えられ，血中に CO_2 が蓄積すると CO_2 ナルコーシスと呼ばれる，意識障害を伴う危険な状態となるので注意が必要である．

◉ PaO_2：80 ～ 100 Torr

肺でのガス交換の状態を示す．健康若年者では 90 Torr 以上であるが年齢とともに低下する（PaO_2 ＝ 107 － 0.4 ×年齢：安静臥位）．

PaO_2 の低下は呼吸不全を意味し，肺胞低換気[*1]による PaO_2 の低下は，$PaCO_2$ の上昇を伴う．換気や血流の不均等[*2]・拡散障害[*3]による PaO_2 の低下は，$PaCO_2$ が正常か低下している．

[*1] 肺胞低換気：呼吸が浅く換気が不十分な状態であり，炭酸ガスの蓄積が生じる．

[*2] 換気や血流の不均等：肺胞換気量に対して血流量が少ないか，逆に血流量に対して肺胞換気量が少ない状態であり，無気肺や気管支喘息などで生じる．

[*3] 拡散障害：肺胞と毛細血管の間の隔壁が肥厚し，赤血球とのガス交換が障害された状態であり，肺気腫，肺線維症などで生じる．

◉ BE：0 ± 2 mEq/L

base excess（BE）は，代謝性因子のみによる酸－塩基平衡異常の程度を示すパラメーターである．BE ＞ 2 は主に代謝性アルカローシス，BE ＜ 2 は主に代謝性アシドーシスを示す．ただし，代償性の塩基過剰や塩基減少でも BE は増減する（このような場合は代謝性アルカローシス・代謝性アシドーシスとはいえない）ので，HCO_3^- と併せて判断する．HCO_3^- 濃度を調節する主な臓器は腎臓である．

◉ HCO_3^-：24 ± 2 mEq/L

HCO_3^- ＞ 26 は，主に嘔吐[*4]，低カリウム血症，脱水，利尿薬の使用などによる代謝性アルカローシスを示す．HCO_3^- ＜ 22 は，主に下痢，高カリウム血症などによる代謝性アシドーシスを示す．

[*4] 嘔吐による代謝性アルカローシス：HCO_3^- は体内での物質代謝によって産生される H^+（水性イオン）を中和することによって消費される．ゆえに嘔吐による胃酸（HCL）の喪失によって，体内に HCO_3^- が残るとアルカローシスを生じる．

〔術前の看護へのいかしかた〕

　喫煙歴のある患者，肥満患者，肺疾患を有する患者，開胸手術・上腹部手術が予定されている患者に対して，スパイロメトリーと動脈血ガス分析検査は必須である．これらの検査結果をあわせて，麻酔の適応や術後の呼吸器合併症の可能性が総合的に判断される．異常がみられた場合は，術後の呼吸器合併症の予防を意識した，術前の呼吸訓練の計画を早期に立案し，実施する．

❷ 循環機能検査

（1）基礎知識

◆循環機能評価のための検査

　通常は，日常の活動度やそのときの呼吸困難・動悸・胸痛などの有無や心疾患の既往歴などをたずねる問診と，心音・心雑音・血圧測定などの理学所見，心電図，胸部X線写真が基本である．これらで異常所見がみられた場合，心エコーや24時間のホルター心電図，冠状動脈造影などが状況に応じて実施される．

　心臓の重量には加齢による大きな変化は認められず，安静時の心拍出量も加齢による変化は認められない．しかし，運動負荷時の心機能は加齢とともに低下し，高齢者の心臓は負荷に対する予備機能が低下していることがわかる．したがって高齢者は成人よりも心不全になりやすいといえる．また，成人に比し高齢者では一般的に，最大心拍数や最大酸素摂取量には低下がみられることに留意する．

◆NYHA（New York Heart Association）分類（表2-13）

　臨床症状に基づく分類である．例えばNYHA分類Ⅱ度で安定狭心症の患者では，非心臓手術の心合併症の発生リスクは低いが，NYHA分類Ⅱ度で不安定狭心症の患者では心合併症発生リスクが高く，手術を延期するほうがよいことが知られている．また，うっ血性心不全患者でNYHA分類Ⅳ度の患者は，NYHA分類Ⅰ度の患者に比べて8倍という高率で，

表2-13　NYHA分類について

Ⅰ度	▷ 心疾患はあるが，体動に制限なく，日常生活ではまったく症状がない．
Ⅱ度	▷ 心疾患があり，体動に軽い制限があるが，安静時には症状がない．日常生活で疲労，動悸，息切れ，胸痛の症状が出現する．
Ⅲ度	▷ 心疾患があり，体動にかなりの制限がある．安静時には症状はないが，軽い運動で疲労，動悸，息切れ，胸痛の症状が出現する．
Ⅳ度	▷ 心疾患があり，わずかな体動で症状が出現する．安静時にも心不全，胸痛があり，体動でそれらの症状が増強する．

術後肺水腫が発生している[1].

◆心筋梗塞の既往

心筋梗塞の発生から1カ月以上経過すると,壊死した心筋は線維化してくる.この時期に至るまでは,再梗塞の発生リスクが高いので手術は禁忌である.

◆心臓の刺激伝導系と心電図

心臓の拍動に必要な電気的変動を刺激伝導系といい,以下のように流れていく.

上大静脈と右心房の接合付近にある洞房結節（sinoatrial node）から発生した電気的刺激→心房内伝導路→房室結節（atrioventricular node）→ヒス束→左脚・右脚→プルキンエ線維→心室固有筋（図2-13）.このような刺激伝導系から発生した微弱な電気は,心臓に近い胸部のほうが心臓から遠い足先よりも強く伝わるので,全身各所に伝わる電気の強さに差が生じる.心電図（標準十二誘導心電図）とは,身体の12のポイントから電極を通して取り出した微弱な電気を,心電計によって測定し記録したものである.

◆心電図からの心拍数の計算方法

1分間（60秒）の心拍数を計算する.すなわち心電図の記録用紙は通常,25 mm/秒の速度で記録されるので,25 mm/秒×60秒＝1,500 mm/分に拍動が何回記録されたかを読む.例えばR-R間隔が20 mmで等間隔の場合（整脈）なら,1,500 mm/分÷20 mm/回＝75回/分である（図2-14）.

R-R間隔が一定の場合の1分間の心拍数＝1,500 mm/分÷（R-R間隔）mm/回

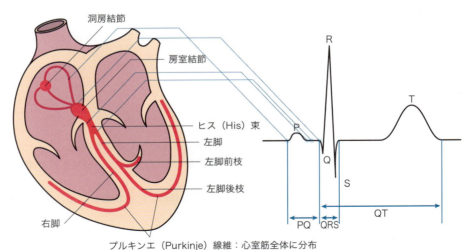

図2-13 心臓の刺激伝導系と心電図

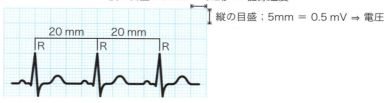

図 2-14 心拍数の計算

　R-R 間隔が一定でなく不整脈の場合は，10 拍分の R-R 間隔を測定し平均値を求める．例えば 10 拍分の R-R 間隔が 150 mm の場合なら，(25 mm/秒 × 60 秒)：150 mm = c 回/分：10 回という式が成立し，c =（25 mm/秒 × 60 秒 × 10 回）÷ 150 mm = 100 回/分となる．

> **Q&A**
>
> **Q1** R-R 間隔が一定で約 18 mm の心電図があります．この患者の心拍数はいくつでしょう？
>
> **A1** 1,500 ÷ 18 = 83.33…　　約 83 回/分
>
> **Q2** R-R 間隔が不規則で，10 拍分の R-R 間隔が約 250 mm の心電図があります．この患者の心拍数はいくつでしょう？
>
> **A2** 15,000 ÷ 250 = 60　　60 回/分

(2) 心電図（標準十二誘導心電図）

◆目 的

　心電図の解析によって，不整脈・虚血性変化・心室肥大・伝導障害などの有無を知る．

◆方 法

　術前検査としての心電図は，検査室の専門の技師によって実施されることがほとんどである．しかし，看護師がベッドサイド検査として，術後患者に実施することもあるので理解しておく必要がある．

①室温を 22℃程度に調節し，汗による電極の剝がれや，悪寒によるノイズが生じないようにする．

②心電計の近くに，テレビやラジオなどの交流障害を起こす電気器具がないことを確認する．

③アース線を接続しないで操作した場合，漏れがあった際に感電する危険があるので，心電計のアース端子にアース線が接続されていることを確認する．

④スイッチを ON にし，記録用紙の確認をする．そのときのポイントは，①波形が中央に位置している，②記録速度が 25 mm/秒である，③感度が 1（10 mm/mV）である．

⑤患者の四肢・胸部を露出し，電極装着部位をアルコール綿で拭く（皮膚が汚れていると電極が剝がれやすく，伝導度が低下する）．
⑥電極装着部位と電極にペーストを塗り（電極と皮膚の接触抵抗を少なくする），電極を定位置に固定する．

- 四肢誘導の電極装着部位：上肢の前腕内側で手首から3分の1の部位，下肢の下腿内側で足首から約10 cmの部位（両上下肢の柔らかな部分）．
- 胸部誘導の電極装着部位：V_1・V_2は第4肋間の胸骨を挟んだ右と左の部位，V_4は第5肋間の左鎖骨中線上の部位，V_3はV_2とV_4の間の部位，V_5はV_4と同じ高さで左前腋窩線上の部位，V_6はV_4と同じ高さで左中腋窩線上の部位（図2-15）．

⑦心電図をとる．

- 検査中は筋の興奮による筋電図の混入を防ぐために，全身の力を抜きリラックスした状態で測定する．
- 誘導切り替えスイッチで，まず標準肢誘導を選択する．スタートを押して通常，標準肢誘導（Ⅰ・Ⅱ・Ⅲ誘導），単極肢誘導（aV_R・aV_L・aV_F）（図2-16）・単極胸部誘導（V_1～V_6）の順で，各誘導とも6拍以上（約10秒）記録する．各誘導ごとに1 mVの較正電圧を表記しておく．

⑧記録が終了したらストップを押して電極をはずし，心電図用ペーストをティッシュペーパーかウエットティッシュなどで拭き取る．
⑨電極のペーストは水洗いかアルコール綿で拭き取る．

◆インフォームド・コンセント

検査の目的や方法や苦痛のないことを説明し，安心して受けられるように援助する（表2-14）．

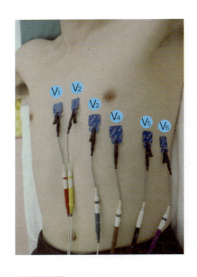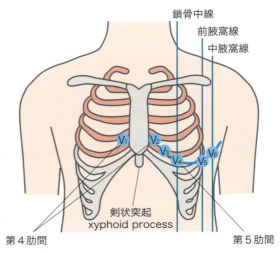

図2-15 胸部誘導

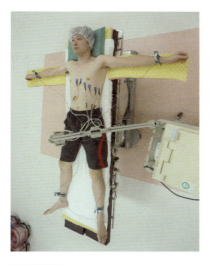 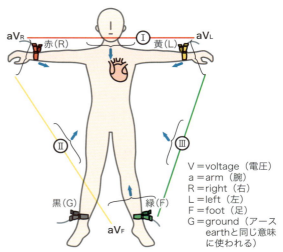

図 2-16 標準肢誘導と単極肢誘導

表 2-14 心電図について

1. 心電図とは
仰向けに寝た状態で胸の上に電極を取り付けて，心臓の大きさや脈について調べます．

2. 目的
心臓の大きさや脈などについて検査し，全身麻酔や手術の適応を決定する指標にします．

3. 検査の危険度や苦痛
数分間仰向けに寝ている間に終了する検査です．痛みはありませんが，電極を取り付けるときに一瞬冷たい感じがあります．

4. 検査前・中・後の留意点
1) 検査前
  ・トイレをすませておいてください．
  ・食事の制限はありません．
  ・検査室までの移動はエレベーターを使用し，ゆっくり歩いてください．
  ・時計，ネックレスなどの金属類ははずしてください．
  ・胸と両手足に電極を付けますので，ブラジャー，ストッキング，靴下はとってください．
2) 検査中
  ・寒さで体がこわばると正しく測定できないので，そのときは申し出てください．
  ・所要時間は5分くらいですので，測定中はできるだけ動かないようにしてください．
3) 検査後
  ・特に制限はありません．

5. 検査結果について
次の受診時に主治医から検査結果をお伝えします．

◆ 検査時の看護

〔検査前〕
- 検査室へは心肺機能に影響しないように，エレベーターを使いゆっくり歩行するように説明する．
- 事前に排尿をすませ，排尿を我慢することによって生じる筋電図の混入を防ぐ．
- 時計，ネックレスなどの貴金属は，ノイズの原因となるので事前にはずしておくように説明する．
- 靴下，ストッキングは接触不良の原因となるので脱ぐように説明する．
- 体動によって筋電図が混入するため検査中は動かないように説明する．

〔検査中〕
- 事前に室温を調整しておく．検査中も電極に支障のない範囲で掛け物をかけたり調整を図る．
- 不必要な露出を避け，声かけしながら素早く行う．
- 記録中に体動がないか，電極がはずれていないかをチェックする．
- 必ずすべての記録に較正波（1 mV：1 cm）を入れておく．

〔検査後〕
- 検査が終了したことを告げ，ペーストをきれいに拭き取る．

◆ 心電図の基本的な見方と看護へのいかしかた

通常は，心電図の記録とともに検査室の医師の所見（自動解析付き心電計であればその解析も）が記述されてくる．

例えば洞調律（sinus rhythm；SR）と記述されていれば，洞結節から発生した規則的なリズム，すなわち正常な刺激伝導系によって心臓は正常に働いており，P-P 間隔・R-R 間隔は等しく，心拍数は 60 ～ 100 回／分であり，P 波・QRS 波・T 波は正常であるということを意味する．

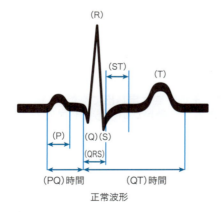

正常波形

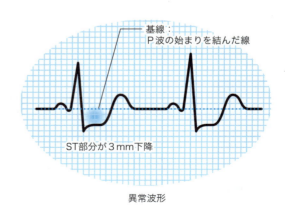

異常波形

図 2-17 ST 部分

洞性頻脈（sinus tachycardia）と記述されていれば，P-P間隔・R-R間隔は等しいが，洞結節から発生した100回/分以上の頻脈があることを意味し，洞性徐脈（sinus bradycardia）であれば，洞結節から発生した60回/分以下の徐脈があるということである．

〔心電図の基本的な見方〕

正常の心電図波形

・P波（心房の興奮）・QRS波（右室・左室の興奮）・T波（心室の興奮終了）の形や幅や高さの異常の有無；正常はP波の幅とQRS波の幅が等しく0.06〜0.10秒．

・ST部分（QRS波の終了からT波の始まりまでであり，心室興奮の極期を意味する）の上昇や下降の有無．ST部分は基線（P波の始まりと次のP波の始まりを結ぶ線）に対して水平に表れるので，基線から何mm上昇か下降かを測定する（図2-17）．

心拍数とリズム

・R-R間隔を測定し，心拍数を計算する

・P-P間隔は規則正しく，R-R間隔と同じ長さか；正常は0.6〜1.0秒

・PQ時間（P波の始まりからQRS波の始まりまでであり，心房から心室へ電気が伝わるまでの時間）や，QT時間（QRS波の始まりからT波の終了までであり，左右の心室が興奮し，その後回復するまでに要する時間を意味する）の短縮や延長の有無；正常はPQ時間が0.12〜0.20秒，QT時間が0.30〜0.45秒．

〔看護へのいかしかた〕

手術や麻酔というストレスに対して生体は，心拍出量を増加させて組織の酸素需要の増加に応えようとする．しかし心疾患のある患者の場合は，血行動態に障害を生じやすく手術中や術後に生命の危機に陥る危険性が高い．ゆえに術前の心電図によって不整脈や心筋の虚血性変化の有無と程度を明らかにしておくことが必要である．最も注意が必要な不整脈は，1分間に5個以上の心室期外収縮（premature ventricular contraction；PVC）であり，心合併症の発生リスクが高い．

術前患者の心疾患の有無と程度は心電図のみならず，胸部X線写真や問診・聴診結果などとともに医師が総合評価するので，その結果と看護師自身が観察した内容を合わせてアセスメントし，看護上の問題（看護診断）を明確にする必要がある．心機能に問題がある患者に対しては，例えば薬物療法や日常生活指導などによって術中・術後の合併症予防に努めなければならない．

❸ 術前の検体検査

術前患者の全身状態を把握するために，血液や尿を採取して次のような検査を実施する．

①末梢血液一般検査，②血液型検査，③免疫血清検査（HBV，梅毒，腫瘍マーカー，CRP），④血液凝固機能検査，⑤血液生化学検査，⑥尿一般検査など．

主な検査項目と検査の目的および術前の留意点を，表2-15にまとめた[2]．なお，高齢者と成人は検査基準値が同じでいいものと，区別して考えなければならないものがあるので，注意が必要である．

3 術前検査を受ける患者の看護

表 2-15 術前の主な検体検査

検査項目	検査細項目：基準値
肝機能 ウイルス検査	HAV：陰性 HBV：陰性 HCV：陰性
血清酵素活性検査	GOT（AST）：11 〜 35 IU/L GPT（ALT）：4 〜 30 IU/L コリンエステラーゼ（ChE）＊：女 250 〜 660 IU/L，男 320 〜 760 IU/L
胆汁成分に関する検査	間接ビリルビン：0.1 〜 0.8 mg/dL 直接ビリルビン：0.1 〜 0.4 mg/dL 総ビリルビン：0.3 〜 1.2 mg/dL
血液凝固に関する検査	プロトロンビン時間（PT）：活性値 80％以上 出血時間：2 〜 6 分 Duke 法・4 〜 9 分 Ivy 法 活性化部分トロンボプラスチン時間（APTT）：23 〜 45 秒 ヘパプラスチンテスト（HPT）：70 〜 130％
腎機能 腎機能（尿）	クレアチニンクリアランス（Ccr）：70 〜 130 mL/ 分 Jaffe 法
腎機能 （血液生化学）	尿素窒素（BUN）：10 〜 18 mg/dL クレアチニン（Cr）：0.6 〜 1.2 mg/dL
止血機能 止血に関する検査	血小板数（PLT）：15 〜 35 万 /μL
内分泌機能	空腹時血糖（FBS）：70 〜 110 mg/dL 血清トリヨードサイロニン（T_3）：0.8 〜 1.8 ng/mL 血清サイロキシン（T_4）：5 〜 12 μ g/dL
栄養状態 血液生化学検査	血清総蛋白（TP）：6.5 〜 8.0 g/dL アルブミン（Alb）：4.2 〜 5.2 g/dL
血液一般検査	赤血球（RBC）：女 380 〜 520 万 /μL，男 440 〜 550 万 /μL ヘモグロビン（Hb）：女 12 〜 16 g/dL，男 14 〜 17 g/dL ヘマトクリット（Ht）：40 〜 45％ コレステロール：150 〜 220 mg/dL
電解質 血清電解質濃度の検査	カリウム（K）：3.3 〜 4.8 mEq/L ナトリウム（Na）：135 〜 147 mEq/L クロール（Cl）：98 〜 108 mEq/L カルシウム（Ca）：4.2 〜 5.1 mEq/L
免疫・抵抗 血液一般検査	白血球（WBC）：4,000 〜 8,000/μL C 反応性蛋白（CRP）：1μg/mL 以下
免疫学的検査	腫瘍マーカー［α - フェトプロテイン（AFP）］：20 ng/mL 以下 癌胎児性抗原（CEA）：5 ng/mL 以下 CA19-9：37 U/mL 以下 扁平上皮癌関連抗原（SCC 抗原）：2.6 ng/mL 以下

＊ ChE は，肝細胞から分泌され肝臓の蛋白合成の指標となる.
（土屋俊夫監修：臨床検査の看護へのいかしかた. pp.39-136, 医歯薬出版, 1988. を参考に作成）

目的	術前の留意点	高齢者での留意点
A 型肝炎の有無 B 型肝炎の有無 C 型肝炎の有無	IgM 型 HA 抗体陽性の場合は急性肝炎であり，手術は禁忌 IgM 型 HBc 抗体が高陽性の場合は急性肝炎であり，手術は禁忌	
肝細胞障害の有無 肝臓での蛋白合成能	GOT（AST），GPT（ALT）が 100IU/L 以上で慢性活動性肝炎の疑いのときは，手術を延期し要観察	
	術前の総ビリルビン値 5 mg/dL 以下	
出血傾向の有無	術前のプロトロンビン活性値 50 ～ 80% 以上が必要	
腎糸球体濾過値の指標	Ccr ＞ 50 mL/ 分では全身管理に注意しながら手術可能 血清 Cr 値が 3 mg/dL 以上や，Ccr ＜ 30 mL/ 分では，術後急性腎不全の可能性	高齢者ではクレアチニンクリアランスは低下する (140 − 年齢) × 体重 (kg) / 72 × 血清 Cr 値（女性ではこれに 0.85 を乗ずる）
腎機能	術前の BUN 30 mg/dL 以下，クレアチニン 1.5 mg/dL 以下	BUN は上昇する
止血作用	止血機構が正常に機能するためには最低 5 ～ 7 万 /μL が必要	
糖尿病の有無	糖尿病患者の術前コントロール指標＝空腹時血糖 100 ～ 150 mg/dL，1 日尿糖 10 g 以下，尿ケトン体陰性	高齢者では糖負荷試験 2 時間値が増加する
甲状腺機能		副腎皮質，甲状腺ホルモンには変化なし
栄養状態の指標	術前は血清総蛋白：6.0 g/dL，アルブミン 3.0 g/dL 以上を維持する	総蛋白，アルブミンともに高齢者では低下傾向がある 健常高齢者では別の基準値の設定の必要はない
貧血の有無	術前にはヘモグロビン 10 g/dL 以上，ヘマトクリット 30% 以上が必要	赤血球数，ヘモグロビン，ヘマトクリットは高齢者では低下傾向があるが，別の基準値の設定は必要ない 女性では閉経とともにコレステロールは上昇（70 歳まで）
電解質異常の有無	カリウム 10 mEq/L で心停止，ナトリウム 150 mEq/L 以上と 125 mEq/L 以下要治療	カルシウムは十分な実証がないが減少すると考えられている
感染の有無		白血球数の変化はない
悪性腫瘍の有無		

肝機能検査

肝臓には，①解毒機能，②糖・蛋白質・脂質代謝，③胆汁酸・ビリルビン代謝，④ビタミン・ホルモン代謝，などの働きがあるが，手術による出血などに伴って肝血流量が低下するために，肝機能が悪影響を受ける．特に肝細胞の崩壊によって逸脱する酵素の AST と ALT が 100 IU/L 以上のときは，麻酔薬によって肝障害が悪化しやすいので，手術は避けるほうがよい．蛋白合成能はアルブミン値を指標とし，術前には 3.0 g/dL 以上が必要である．血液凝固機能では，プロトロンビン活性値が 50〜80％は必要である．

術前のリスクファクターとして重要な肝疾患は，肝炎，肝硬変，脂肪肝，閉塞性黄疸などである．肝切除術をはじめとして，どのような術式の手術であっても術後の肝機能の悪化を生じやすい．黄疸のある患者に対する手術は，総ビリルビン値が 5 mg/dL 以下であることを目安として実施される．

腎機能検査

腎臓には生体の代謝終末産物を排出する働きがあるので，生体が麻酔侵襲に耐えうるかどうかの指標を得ることができる．特に尿素は蛋白代謝の代表的な終末産物であり，腎機能障害の指標の 1 つとして使用される．血清尿素窒素（blood urea nitrogen；BUN）30 mg/dL 以下が手術適応の目安である．また，クレアチニンは全身の筋肉中に存在する高エネルギー化合物であるクレアチン・リン酸の代謝終末産物である．24 時間蓄尿で測定されるクレアチニン・クリアランスは，糸球体濾過値に近い値なので腎機能検査として使用される（基準値：70〜130 mL/ 分 時間法）．30 mL/ 分以下の場合は，術後急性腎不全を起こす可能性が高い．血清クレアチニンは 1.5 mg/dL 以下を手術適応の目安とする．

慢性糸球体腎炎，ネフローゼ症候群，水腎症，腎硬化症などの患者は，手術による出血などに伴って腎血流量が低下すると急性腎不全に陥る危険性があるので，術前からの対策が必要である．

血液凝固・止血機能検査

手術によって病巣周辺の組織や血管を傷害・断裂するので，術前患者の血液凝固・止血機能を把握しておくことは重要である．血小板の基準値は 15〜35 万 /μL であり，術前には最低 5〜7 万 /μL が必要である．

栄養状態に関する検査

手術を受けた患者は，手術というストレスに対する神経内分泌反応によって生じる，蛋白異化反応などの生体反応を経過して回復過程へと向かう．しかし栄養状態が低下している患者は，この反応に障害を生じ順調な回復過程をたどることが困難となる．また，感染に対する抵抗力の低下や免疫能の低下，術後の創傷治癒の遅延などを生じやすい．術前には血清総蛋白 6.0 g/dL 以上，アルブミン 3.0 g/dL 以上が必要である．

高齢者や，消化器系の悪性疾患，炎症性疾患，肝疾患，膵疾患，糖尿病などの患者は低栄養状態であることが多い．

〈低栄養の指標〉

・BMI ＝体重（kg）÷身長（m）^{2}

　　18.5 未満は痩せ，18.5 ～ 25 未満は標準，25 ～ 30 は肥満，30 以上は高度肥満

・上腕周囲長，下腿周囲長

・6 カ月以内の体重減少が 10% 以上＝中等度以上の栄養障害

・免疫パラメータ

　　リンパ球数＝ 1,500/ μL で低栄養と判定

PLUS ONE

成人と高齢者の血圧値について

　高血圧治療ガイドライン 2019[3] には，「成人における血圧値の分類」が示されており，高値血圧は次のように記載されています．

●診察室血圧
　収縮期血圧 130 ～ 139mmHg かつ / または 拡張期血圧 80 ～ 89mmHg
●家庭血圧
　収縮期血圧 125 ～ 134mmHg かつ / または 拡張期血圧 75 ～ 84mmHg

　「75 歳以上の高齢者に対する降圧目標値」は，収縮期血圧 140mmHg 未満が推奨されており，フレイル高齢者や要介護状態にある高齢者の降圧目標は，個別に判断することが提案されています．

　なお，このガイドラインは 5 年に 1 回の見直しがされています．

PLUS ONE

電極装着部の覚え方

電極を貼り間違えると，まったく異なる波形が出現しますので，注意しましょう．

①胸部誘導：せ・き・ぐ・ち・く・ん

②肢誘導：あ・き・く・み

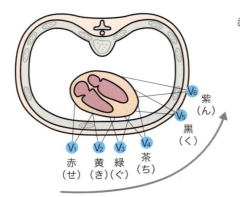

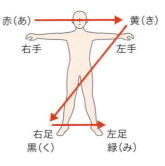

（　）は電極の色の覚え方

　引用文献

1) 森岡恭彦監修：術前の評価と管理．新臨床外科学．第3版，pp.37-38，医学書院，1999．
2) 土屋俊夫監修：臨床検査の看護へのいかしかた．pp.39-136，医歯薬出版，1988．
3) 日本高血圧学会高血圧治療ガイドライン作成委員会：高血圧治療ガイドライン2019．p.18，p.147，日本高血圧学会，2019．

4 術前化学療法を受ける患者の看護

OBJECTIVES
1. 癌患者の集学的治療を理解する
2. 抗癌薬の作用・副作用を理解する
3. 術前化学療法を受ける患者を理解し，癌化学療法時の看護を理解する
4. 術前化学療法を受けた患者の身体，心理・社会面の状態から，手術に向けたセルフケア支援と術前看護を理解する

　癌の三大治療は手術療法，薬物療法，放射線治療であり，癌の種類，部位，大きさ，転移の有無などを十分に評価し，治療の方針が立てられる．今日行われている周術期における術前看護の基本は他章と同様であるが，本項では化学療法を受けることにより，患者の身体面，心理・社会面にどのような影響が生じるのかを考えた看護に焦点を当てる．

❶ 癌患者が受ける集学的治療

（1）癌の病期と術式
- 「病期」とは，癌の進行程度を示す客観的指標である．その指標には，TNM 分類や各癌の取り扱い規約に基づく進展度（臨床進行度）がある．
- 一般的に，進展度 0 ～ Ⅱ期が手術適応，Ⅲ期では手術を組み込んだ集学的治療によって手術の根治性を高める．Ⅳ期は原則手術適応外である．

（2）手術が組み込まれる集学的治療の化学療法
　集学的治療とは，癌によって治療法を単独ではなく，2 種類以上の治療を組み合わせ，より高い治療効果（抗腫瘍効果）を得る方法である．

A 術前化学療法（neoadjuvant chemotherapy；ネオアジュバント療法）
▶目的
〔メリット〕
- 進行癌の病巣を縮小　→　手術を可能にし，切除範囲が縮小する．
　　　　　　　　　　　　　正常な機能の温存が期待できる．
- 微小な転移癌の根絶　→　生存率の改善が図れる．
- 癌薬物療法の感受性を評価　→　手術後の薬物療法の指針となる．

〔デメリット〕
- 薬物療法が無効の場合　→　癌病巣が増大し，手術が不能となる．

・免疫機能の低下，副作用による悪心・嘔吐による栄養状態の低下
→ 術後合併症のリスクが高くなる．

B 術後化学療法（adjuvant chemotherapy；アジュバント療法）

➡ 目的

原発病巣を手術により切除した後，手術時に体内に遺存した微小癌を消失させる．

❷ 癌化学療法

近年，新たな癌化学療法として，分子標的治療薬が開発され，承認されている．また，細胞傷害性抗癌薬と分子標的治療薬の多剤併用療法の効果が明らかとなっている．一方，分子標的治療薬にはこれまでの抗癌薬とは異なる副作用のあることが判明している．さらに，遺伝子解析が進歩し，「個別化治療」も強化されている．

(1) 抗癌薬の基礎知識

抗癌薬は，細胞傷害性抗癌薬（cytotoxic drug），分子標的治療薬（molecular targeted drug）に大別される．一部の癌種にはホルモン薬（内分泌療法）や免疫療法薬が用いられている．

A 細胞傷害性抗癌薬（表2-16）

抗癌薬の基本的な作用機序は，核酸か微小管の阻害である．細胞傷害性抗癌薬は，癌細胞の核酸合成に必要な機序に作用し，細胞周期を阻害して腫瘍を死滅させる．

また，細胞の分裂・増殖には細胞周期（図2-18）がある．各薬剤を特定の周期に作用する細胞周期特異性（図の★★★）と，周期に関係なく作用する細胞周期非特異性で分類し，

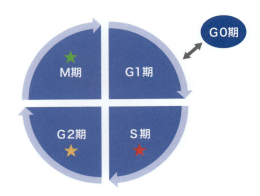

図2-18 抗癌薬が作用する細胞周期

（Alberts B, Johnson A, et al 著，中塚公子訳：細胞周期．「細胞の分子生物学」．
中村桂子，松原謙一監訳，第5版，pp.1054-1101，ニュートンプレス，2010．および
一般社団法人日本がん看護学会教育・研究活動委員会コアカリキュラムワーキンググループ編：
がん看護コアカリキュラム日本版．p.91，医学書院，2018．を参考に作図）

表 2-16 細胞傷害性抗癌薬の種類と特徴，主な薬剤（★★★は図 2-18 と対応）

	特徴	主な薬剤
代謝拮抗薬　★	薬剤が DNA 合成に必要な核酸の成分に似ており，癌細胞の本来必要な核酸生成に必要な成分と誤認識し，合成を阻害する	フルオロウラシル カペシタビン メトトレキサート
DNA 複製阻害薬：DNA 鎖の複製阻害，DNA 鎖の切断 【細胞周期非特異性】		
ⅰ　アルキル化薬	薬剤が，癌細胞の DNA に結合（アルキル基）して複製を阻害する	シクロホスファミド イホスファミド メルファラン
ⅱ　抗癌性抗生物質	薬剤は微生物により生産されたため，抗生物質に分類されている．微生物により成分が作用して，DNA の複製阻害し，鎖を切断する	ブレオマイシン マイトマイシン C ドキソルビシン塩酸塩
ⅲ　白金製剤	薬剤の構造に白金（プラチナ）を含み，DNA のプリン塩基に結合し，結合を阻害する 多くの悪性腫瘍に効果を示し，適応範囲が広い	シスプラチン カルボプラチン オキサリプラチン
微小管阻害薬　★★	薬剤が微小管で細胞分裂を阻害する 微小管はニューロンの軸索の主成分であり，副作用として神経障害が出現しやすい	ビンクリスチン硫酸塩 ドセタキセル水和物
トポイソメラーゼ阻害薬 ★★	S 期から G2 期にかけ，DNA 合成する酵素（トポイソメラーゼⅠ・Ⅱ）の働きを阻害する	トポイソメラーゼ 1 阻害薬；イリノテカン塩酸塩水和物 トポイソメラーゼ Ⅱ 阻害薬；エトポシド

その作用機序を考え特徴を捉えると，知識の整理や説明に役立つ．

B 分子標的治療薬

　従来の抗癌薬と異なり，正常細胞への攻撃がないため，骨髄抑制，悪心・嘔吐，脱毛などの副作用が少ない．しかし，間質性肺炎，消化管穿孔，インフュージョンリアクション（分子標的治療薬における過敏反応；IR）[*1] など，生命に直結する特有の副作用が出現している．

[*1] IR とは薬剤投与中，あるいは薬剤開始後 24 時間以内に発現する有害事象のこと．

種類

　①分子の大きさ

　ⅰ　大分子：分子が大きく癌細胞の中に入れないため，外側から働きかける．IR を起こしやすく，抗体の種類によってリスクが異なる．

　　　［主な薬剤］　ベバシズマブ，セツキシマブ，トラスツズマブ，リツキシマブ

表2-17 一般的な抗癌薬副作用と起こる時期

経過	副作用	留意点
当日	急性過敏反応，インフュージョンリアクション*，血管痛，血管外漏出，悪心・嘔吐，高血圧，不整脈	*分子標的治療薬で起こりやすい
2〜3日	悪心・嘔吐，食欲不振，味覚異常，全身倦怠感	
1〜2週間	口腔粘膜炎（口内炎），下痢，便秘，食欲不振，胃の重い感じ，骨髄抑制（白血球・好中球減少：感染，赤血球減少：貧血，血小板減少：出血），腎障害	白血球減少：1〜2週間 赤血球減少：2〜4週間 血小板減少：2週間ごろ
3〜4週間	肝障害，肺障害（間質性肺炎），心毒性（心不全，不整脈）膀胱炎，脱毛，末梢神経障害（手・足先のしびれ，感覚鈍麻），手足症候群（手掌・足底の発赤，ほてり），皮膚乾燥，ざ瘡様皮疹，爪囲炎，紅斑，色素沈着	・末梢神経障害は投与直後または数カ月〜数年後に出現 ・手足症候群は3〜12週 ・皮膚乾燥は3〜5週
2〜6カ月	肺線維症，うっ血性心不全	

ⅱ 小分子：分子が小さく細胞の中に入り込み，シグナル伝達物質，チロシンキナーゼ，プロテアソームなどに結合して，機能を阻害する．

②作用機序

ⅰ 抗体：生体の持つ免疫反応を利用して細胞傷害や死滅させる．ほぼ大分子．

ⅱ 細胞内シグナル伝達阻害薬：癌細胞が増殖するシグナルを止める．小分子が多い．

　［主な薬剤］　セツキシマブ，パニツムマブ，トラスツズマブ

（2）抗癌薬による副作用（表2-17）

◆副作用

「細胞傷害性抗癌薬」と「分子標的治療薬」で副作用が異なる．どちらも抗癌薬投与前の予防と，投与後の出現しやすい時期と症状を理解し看護することが重要である．

◆副作用の評価

評価には，抗癌薬副作用の国際的共通基準である，有害事象共通用語規準（Common Terminology Criteria for Adverse Events；CTCAE）5.0（日本語版あり，2019年現在）[1]が用いられている．

❸ 術前化学療法を受ける患者の看護

（1）術前化学療法を受ける患者の理解

化学療法を受ける患者は，病期分類の進展度で「Ⅲ」の段階にあり，進行癌の病巣をもつ患者である．これまで健康であったのに，健診などで急に進行癌と診断される，または癌治療を継続してきて再発や転移癌との診断を受け，心の動揺が生じやすい．特に後者は，身体

的な疲労も大きい状況である.

　また，手術ができるとの安堵感の一方で，抗癌薬治療と手術療法に臨む体験は想像しがたく，癌そのものとは別に，治療に対する不安を抱きやすい．さらに化学療法は外来治療が多く，副作用が自宅や職場で出現するため，患者や重要他者（家族）が対処できるように事前の説明等の準備が必要である.

（2）化学療法の流れと看護の実際

　癌化学療法の効果を最大限に活かせるように，確実に，安全に，安楽に，治療が受けられる支援をする．術前化学療法時はこれらに加えて，患者・重要他者（家族）がよりよい状態で手術の準備が整えられ，前向きに手術に臨めるようにサポートする.

Ａ 開始前 [2]（図2-19 ①〜③）

・患者が自分の病状，化学療法の目的や治療のイメージ，レジメン[*2]を理解しているか確認

　*2 レジメン：抗癌薬の種類，組み合わせ，投与量，投与時間，投与間隔などを示した治療計画.

・意思決定支援

　ⅰ　心身の状態アセスメント：客観的に正確に，かつ共感的態度で情報収集

　ⅱ　アセスメントに基づいた適切な情報提供

　ⅲ　信頼関係の構築：患者の価値観や生活を尊重

・当日，開始前

　ⅰ　問診，バイタルサイン・検査結果の確認：治療計画の確認と患者の全身状態の確認による急性の副作用出現への準備

　ⅱ　薬剤の準備，薬剤曝露の対策：輸液セット・遮光袋の選択，安全なプライミング（輸液ラインの内腔に薬液を通し，血管内に留置した留置針に接続する準備）

Ｂ 投与から終了 [2]（図2-19 ④〜⑥）

・投与経路に合った管理

・副作用と血管外漏出のマネジメント（急激に起こる副作用）

　ⅰ　過敏症：薬物に対する生体防御反応として出現する，炎症や組織障害

　ⅱ　IR：分子標的治療薬の輸液投与時や投与後24時間以内に出現する，発熱や頭痛な

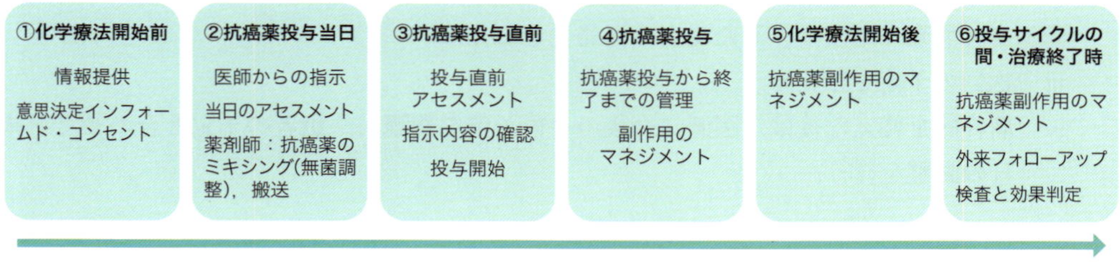

①化学療法開始前	②抗癌薬投与当日	③抗癌薬投与直前	④抗癌薬投与	⑤化学療法開始後	⑥投与サイクルの間・治療終了時
情報提供　意思決定インフォームド・コンセント	医師からの指示　当日のアセスメント　薬剤師：抗癌薬のミキシング（無菌調整），搬送	投与直前アセスメント　指示内容の確認　投与開始	抗癌薬投与から終了までの管理　副作用のマネジメント	抗癌薬副作用のマネジメント	抗癌薬副作用のマネジメント　外来フォローアップ　検査と効果判定

図2-19 癌化学療法の流れと実施内容

（鈴木美穂，濱　敏弘編集：がん化学療法看護はじめの一歩. p.iv, 照林社, 2016. を参考に作成）

どの症状
　iii　アナフィラキシーショック：血圧低下を伴う末梢循環不全など重篤な症状
　iv　薬剤血管外漏出：抗癌薬の血管外への漏出による皮膚や組織に生じる潰瘍や壊死
・予防マネジメント
　i　予防ケア：抗癌薬の投与前に副作用予防薬をレジメンどおりに投与
　ii　モニタリングとバイタルサイン（VS）測定：薬剤投与中は頻回に過敏症やIRの前駆症状と症状出現に注意し，VS測定を行う．
　iii　セルフケア支援：患者自身が過敏症やIRの症状，前駆症状を理解し，投与中や投与後に「おかしい」と感じたらすぐに看護師や医師に伝えることの重要性と，実際に伝えられるように指導する．
・症状出現時の援助
　i　すぐに薬剤を中止し，症状に沿った対症療法とその援助を行う．
　ii　アナフィラキシーショック出現時は，救急蘇生に沿った治療を行い，CTCAE（p.72参照）に沿って記録する．
　iii　血管外漏出時は速やかに点滴を止めて皮膚症状を観察し，医師に連絡し，医師からの指示やプロトコールに沿って対応する．
・苦痛緩和への心理的支援
　i　患者は，投与開始前から1回目以降の副作用による身体的苦痛，投与当日の通院までの疲労，投与直前までの緊張など心身の苦痛を感じていることが多い．また，投与開始後の血管外漏出をしないように注意する必要があり，寛げない状況にある．それら苦痛の確認と安楽になるための支援をする．安楽な姿勢を保てるベッド，ソファがあると望ましいが，ない場合は枕やクッションで工夫する．
　ii　薬剤は的確に投与されているのか，過敏症やIRが出現しないかという患者の不安に対し，モニタリングやVS測定の際に声をかけ，異常がないかを確認し，薬剤が適切に投与されていることを伝える．
　iii　過敏症，IR，血管外漏出が生じた場合は速やかに対応し，患者が安心できるように言葉をかける．
　iv　症状の回復・安定後，現状の説明を行い，今後の予定を伝える．
・終了時の援助
　i　終了後，自宅に帰ってから起こりうる副作用の種類と症状や，日常生活への影響と対策など，セルフケアの方法を指導する．
　ii　身体異変や不安が生じた場合の連絡先を伝える．
　iii　次回の予定を伝える．
　iv　最終回を終えた後は，医師に今後の手術予定を確認し，患者の予定と合わせて手術日の調整を行う．

（3）化学療法を受けている患者が手術を安全に受けるためのセルフケア支援

Ⓐ 日常生活における感染・出血予防のセルフケア

表 2-18 日常生活における感染予防対策

	感染・出血予防のためのセルフケア	根拠
身体検査	・自分の検査データを知る ・自分の免疫状態を把握する ・歯科検診を受診する ・化学療法の副作用や気になる身体状況を医療者に正確に伝える	・検査データの見方を知り，データを把握することで自分の健康管理に関心をもつ ・早期にケアを行い，健康状態を維持する ・早期に体調不良への介入を行い，合併症を予防する
皮膚ケア	・毎日シャワーを行う（状態が悪いときは無理しない） ・刺激の少ない洗浄剤とボディクリームを使用する ・日焼け止めを使用する	・皮膚の状態を自分で観察する ・入浴は身体への負荷と他の部位への二次感染の可能性があるため，身体状況を確認して方法を選択することが勧められる ・皮膚の乾燥を防ぐ
毛髪ケア	・刺激の少ないシャンプーとコンディショナーを利用する ・頭皮を洗う際は爪を立てない ・髪をブラッシングする際はやさしく，できればブラシの毛も柔らかいものを選ぶ ・整髪料・パーマ・ヘアダイは避ける	・頭皮の乾燥，炎症，出血を防ぐ ・脱毛と毛嚢炎を防ぐ
陰部排泄ケア	・排便時は怒責しすぎないようにする ・痔核の予防とケアをする ・女性は尿道口と肛門を一緒に拭かない ・陰部を洗浄できる便器を利用する	・痔核の出血，痔核からの感染を予防する ・糞便の細菌からの膀胱炎を防ぐ
口腔ケア	・食事ごとに歯磨きを行う ・非研磨性の歯磨き粉，柔らかい毛の歯ブラシを用いる ・歯肉に力が加わらないようにできる限り触れないように磨く	・う歯・歯周炎，歯肉の出血を予防する ・歯肉の損傷による炎症を予防する ・術後肺炎予防となる
手洗い	・流水と石けん（ポンプタイプ液体・泡状）で，衛生的手洗いを頻繁に行う ・ハンドクリームを使用する ・食器洗いや掃除をする際は，家事用ゴム手袋を着用する	・正しい手洗いによる感染予防と交差感染*を予防する ・手荒れによる傷を予防する
食事	・キッチンを清潔に保つ ・食べ物を取り扱う前後には手洗いをする ・生ものの保管には十分注意し清潔を保つ ・加熱を十分にする 　（生の状態が残っていないものを食べる） ・調理したものは早めに食べる ・品質保証期間を確かめ，期限がきれているものは食べない	・食中毒（細菌・寄生虫）を予防する

＊交差感染：医療者や医療器具等，患者以外のものによる感染.

4 術前化学療法を受ける患者の看護

表 2-18 （つづき）

	感染・出血予防のためのセルフケア	根拠
性行為	・感染や出血が発生しない，安全な性行為の習慣をつける	・性行為，性表現はよりよい人間関係・情動を促すため，制限しない ・接触することでのリスクを把握する
ペットのケア	・ペットの世話は免疫機能が低下していない人が行うか，マスクや手袋を用いて行う ・ペットに噛まれたり，引っかかれたり，ペットの世話・散歩の途中で転倒して骨折や傷を作らないよう注意する	・ペットの排泄物には有害な微生物が存在することがある 　（ペット用トイレ，鳥かご，水槽など） ・傷から菌が体内に入る危険を防ぐ
環境整備	・掃除をする ・水回りを乾燥させる ・害虫対策を行う	・埃やカビの除去により衛生的な環境を保つ ・ダニ，ゴキブリ，ハエ，蚊などの昆虫が媒介となる感染を予防する

（竹内登美子編：講義から実習へ 高齢者と成人の周手術期看護 1 外来／病棟における術前看護 第 2 版. 医歯薬出版, p.69, 2012. より一部改変し引用）

B 化学療法の副作用による苦痛のセルフケア

表 2-19 化学療法による副作用の苦痛対策

症状	予防	対処
悪心嘔吐	・制吐薬を定期的に服用する ・熱い食べものや脂肪分の多いものは避け，食べ過ぎない ・無理に食べない ・食後は頭を高くして横になって休む ・吐き気を誘発するものは臭いを避け，無理に食べない	・飴をなめる，ガムを噛む ・嘔吐時は無理に食べないで，水分を補給する ・音楽や会話などでリラクセーションを図る
倦怠感	・動いた後は休憩する ・散歩などの軽い運動をする ・1 日の体調を知り，疲れにくい時間帯に活動する	・だるさが強いときは休憩する ・自分の好きなことでリラクセーションを図り，気分転換する
便秘	・処方された下剤を服用して排便をコントロールする ・1 日 1.5 ～ 2L の水分をとるようにする，冷えた水分，食べ物は避ける ・適度に無理のない範囲で運動する，体を動かす	・下剤を利用する ・水分を補給する
下痢	・下痢の出現パターンがわかったら，早めに下痢止めを内服する	・肛門を清潔に保つ ・腹部を温める（低温やけどに注意） ・水分を補給する

表2-19 （つづき）

症状	予防	対処
口内炎	・うがい，食事ごとの歯磨き ・刺激物を避ける（香辛料や極端に熱い・冷たい食べもの）	・水分を多く含む食べものをとる ・処方された薬剤を使用する
白血球減少	・うがい，手洗いの励行 ・体温測定 ・切り傷，熱傷，日焼けに注意 ・食べものは下痢と同様の対策 ・ペットの世話は表2-18参照	・発熱時は水分を補給する ・発熱時は安静にする ・医師の指示どおりに抗菌薬，抗ウイルス薬などを内服する
脱毛	・パーマ・ヘアダイは避ける ・柔らかいブラシを使用する	・ウィッグ，帽子，スカーフなど頭皮を覆うものをかぶる ・ショックや否認の反応を見守り，感情表出を助ける

（竹内登美子編：講義から実習へ 高齢者と成人の周手術期看護1 外来/病棟における術前看護 第2版. 医歯薬出版, p.70, 2012. より一部改変し引用）

（4）術前オリエンテーション

手術部位に応じた一般的な術前オリエンテーションを実施する．その際，化学療法が終了したことへのねぎらいと，無事に手術療法を受けることができることに共感し支援する．

オリエンテーションをする際には化学療法の副作用の影響に関する情報収集を行い，アセスメントした内容を加えて行う．特に悪心・嘔吐，食欲不振，下痢による体重減少，栄養状態の低下が問題となる．また，体力・筋力の低下，気力の低下に関する情報も重要である．これらの低下はすべて予備力の低下，すなわち合併症リスクを高めることを意味するからである．

（5）高齢患者と家族への支援

高齢の患者には，以下のような視点と援助が必要である

・治療によって得られる利益（生存期間の延長，腫瘍縮小による症状緩和）と，不利益（治療関連死亡，副作用による QOL 低下）を見極め，慎重に判断する

・パフォーマンス・ステータス（performance status）や臓器機能が保たれている場合は，積極的な治療を検討する

・臨床試験の参加が少なく，若年者によって得られたエビデンスを利用して行う場合，注意が必要である．

・具体的な減量基準が確立されていないため，不必要な減量が予後の悪化につながる可能性もある．

・治療目標は，生活・社会環境に左右される．独居高齢者の割合が増えており，キーパーソンの存在は治療を行ううえで重要なファクターのひとつである．経済的・社会的支援の必要性も増加している．

・注意点[3]

  ⅰ 全身状態の変化：複数の医療機関を受診，複数の薬剤服用，抗癌薬と常用薬の薬物相互作用に留意

  ⅱ 薬物動態の変化
- 体内の水分量・骨格筋量の減少
- 相対的脂肪含有量の増加によって脂溶性の薬剤が脂肪組織に蓄積することによる代謝・排泄の遅延
- 低アルブミン血症では血中アルブミンと結合して存在する薬剤分布に影響
- 薬物代謝・排泄する肝臓，腎機能の低下により，抗癌薬の作用・副作用が若年者よりも強く出現
- 骨髄抑制が強く出現する危険性があり，合併症出現時は深刻

  ⅲ 認知症をもつ患者への対応：コミュニケーションや行動，家族の情報の重要性

PLUS ONE

パフォーマンス・ステータス（performance status；PS）

ECOG（米国の腫瘍学の団体のひとつ）が決めた全身状態の指標のひとつで，患者さんの日常生活の制限の程度を示します．以下は，日本臨床腫瘍研究グループ（JCOG）による日本語訳です．

0	まったく問題なく活動できる．発症前と同じ日常生活が制限なく行える．
1	肉体的に激しい活動は制限されるが，歩行可能で，軽作業や座っての作業は行うことができる．例：軽い家事，事務作業
2	歩行可能で，自分の身のまわりのことはすべて可能だが，作業はできない．日中の50％以上はベッド外で過ごす．
3	限られた自分の身のまわりのことしかできない．日中の50％以上をベッドか椅子で過ごす．
4	まったく動けない．自分の身のまわりのことはまったくできない．完全にベッドか椅子で過ごす．

※この規準は全身状態の指標であり，病気による局所症状で活動性が制限されている場合には，臨床的に判断することになっています（国立がん研究センター「がん情報サービス」の用語集．https://ganjoho.jp/public/qa_links/dictionary/dic01/Performance_Status.html　2019年7月1日閲覧）

引用文献

1) Japan Clinical Oncology Group（JCOG）．Common Terminology Criteria for Adverse Events（CTCAE）version 5.0．有害事象共通用語規準 v5.0 日本語訳 JCOG版．http://www.jcog.jp/doctor/tool/ctcaev5.html（2019年7月1日閲覧）
2) 鈴木美穂，濱 敏弘編集：がん化学療法看護 はじめの一歩．照林社，2016．
3) 佐々木常雄，岡元るみ子：新がん化学療法ベスト・プラクティス．pp.42-43，照林社，2012．

5 入院前の患者心理に対する看護

OBJECTIVES
1. 患者の心理面に影響を与える因子と患者の不安内容を理解する
2. フィンク（Fink）の危機モデルを理解し，手術という危機状況にある患者の心理過程を考察する
3. 疾患が家族の心理に及ぼす影響を理解する
4. 社会的活動理論と離脱理論の概要を理解し，手術を受ける高齢者の看護に活用することができる

❶ 患者の心理

　病院を訪れ，外来を受診するという人々には，大きく分けて2通りの人がいる．ひとつには，何らかの自覚症状・身体的異常や不快感があり，自らの決心あるいは人に勧められて病院を訪れる人である．もうひとつは，まったく自覚症状がないにもかかわらず，健康診断などで再検査や精密検査を受診するようにいわれて病院を訪れる人である．

　どちらにしても，すぐに病院へ行く人は少ない．

　自覚症状がある場合には，「しばらく，様子をみてみよう」「少し休めば治るだろう」「薬を飲んでみよう」などと自分なりの対処をした後に，受診することとなる場合が多い．自覚症状がない場合には，そのまま放置することもある．そして何らかの動機づけがなされた後に受診することになる．

　自分の身体や心のどこかが異常であることを認め，「病気であること」を受け入れ，「よくなろう」「治したい」と思う人がとる行動，すなわち，病気であることを自覚し，医療の必要性を認めて，医療と何らかのかかわりをもった人がとる行動を患者役割行動という．

（1）病気（疾病）をもった患者の心の動き（時期に応じた患者の心の変化とその対処）

▶罹患直後
　身体的苦痛（症状）はなぜ起こったのか．苦痛から逃れる方法は何か．
　このまま我慢できるのか．病院に行くべきか．重症だったらどうしよう．
　悪性かもしれない．など．
　対処⇒この段階は，医療との接点がないため，医療者の介入はできない．

▶受診・検査を受ける時期
　病気に対する不安から緊張する．うまく自分の症状が伝えられるか．こんなにひどくなるまで放っておいて怒られないか．何をされるかわからない．などの受身の状態に伴う不安がある．すぐによくなるのか．検査がたくさんあるのか．苦痛があるのか．検査についてよくわからないが，聞き返せない．など．

対処⇒・身体的苦痛を緩和するとともに，心の安静を保てるようにする．
　　　　患者の主体性を高める配慮をする；患者のなかで処置や検査に対する意味づけが
　　　　正しく行われると患者は主体性を取り戻すことができる．
　　　・「何のために」「何をどうするのか」「どれくらいの苦痛を伴うのか」「どのくらい
　　　　の時間がかかるのか」ということを伝え，患者のなかに意味づけられれば，処置
　　　　や検査を「される」のではなく「自らがする」ことに変えられる．
　　　・不注意な言動をとらない；医療者のため息や驚きの声，自信のなさや首をかしげ
　　　　るなどの態度が新たな不安を呼び起こす．誠意ある態度で接する．
　　　・ゆとりのある雰囲気をつくる；何でも訴えられるように，患者に声をかける．静
　　　　かで安らぎのある環境を提供する．

◆結果説明の時期

　受診時の不安は，診断名が告げられるまで続く．また，告げられても消えない人もいる．
診断結果によっては，聞いてからさらに不安が増す場合もある．患者によって，説明された
ことの受け止め方や理解の程度は異なる．
　治るのか．悪性ではないのか．何をすればいいのか．
対処⇒　闘病への前向きな意欲を引き出すケアが必要．診断名を告げられた後の患者の
　　　　気持ちを受け止める．患者の反応を見逃さない．
　　　・患者の受け止め方，理解度を確認する；正しい知識がもてるように，不明な部分
　　　　は時間をかけて伝える．必要時，キーパーソンにも説明をする．看護師がわかり
　　　　やすく説明をするか，医師の説明が再度必要かを判断する．
　　　・意志決定支援；患者の生活や大切にしていること，価値観などを知り，患者が主
　　　　体的に自分の治療について決定できるように支援する．自己決定するまでのプロ
　　　　セスに寄り添い，どのような決定であっても患者のそのときの決定を尊重する．

（2）患者のニーズ

・苦痛を軽減したいというニーズ
・緊張を軽減したいというニーズ
・医療者とよい人間関係を築きたいというニーズ
・感情的に安定したいというニーズ
・自己概念を安定させたいというニーズ
・家族や仲間との関係を維持させたいというニーズ
・心のよりどころを得たいというニーズ

（3）心理面に影響を与える因子

　患者のニーズにはさまざまなものがあり，優先度は個人差が大きい．患者の背景をよく知
り，心理状態を的確につかむことが重要である．

◆患者役割行動に影響を及ぼす因子

- ・パーソナリティ
- ・社会的地位
- ・職業
- ・年齢
- ・性別
- ・家庭環境
- ・病気の内容
- ・その人に対する社会的な期待
- ・周囲の人間関係
- ・病院や医療組織のあり方

◆病気（疾病）行動に影響を及ぼす因子

- ・日常生活行動からの逸脱の程度
- ・逸脱の自覚，症状の自覚
- ・社会的活動の妨げの程度
- ・ストレス
- ・健康に対する価値観
- ・受診環境
- ・その他：個人の社会的特徴（社会経済的地位・性別・年齢など）

（4）不安の内容（病者のストレス）

　不安の状態は複雑であり，その現れ方もさまざまである．患者が何に対して不安を抱いているのか，不安の程度はどれくらいか，アセスメントし，不安を少しでも軽減するためのケアにつなげることが重要である.

- ・死に対する不安と恐怖
- ・身体の一部喪失や機能喪失に対する不安
- ・家庭・職場からの分離不安
- ・食事や運動などの制限に伴うストレス
- ・個人的な秘密が知られることへの不安
- ・治療環境からくる心理的ストレス

（5）適応の方向へ危機*を解消していくプロセス（フィンクの危機モデル）

　人は危機状態に陥ると，身体的・心理的・社会的に非常に不安定になるが，人間には本来もっている問題を解決し均衡を取り戻そうとする力があり，通常は4～6週間で次のような4段階の経過をたどるというものである．しかし，時には適応の段階に至らずノイローゼなどの精神障害を生じることがある.

*危機（crisis）とは，環境や心身の状況が変化して困難な事態に直面したとき，これまでに修得している方法では解決できない場合に生じる不安と混乱の状態をいう [1].

◆ 衝撃の段階

最初の心理的ショックの段階であり，危険や脅威を知覚した時点から始まる．強烈な不安・パニック・無力状態を示し，思考や行動は混乱し，計画や判断ができなくなる時期である．病名や手術を宣告された時期に現れやすく，混乱した状態になる．

〔症　状〕

強い不安，不眠，いらだち，動悸，など

〔**看護のポイント**〕

スキンシップケア：温かく誠実な思いやりのある態度で患者のそばに付き添い，静かに見守る．

精神安定剤の投与．

◆ 防衛的退行の段階

危機の意味するものに対して自らを守ろうとする時期である．現実逃避，否認，抑圧（不快な出来事を無意識の世界へ押しこんで忘れようとする心の動きのこと）などの防衛機構を用いて対応する．

〔**看護のポイント**〕

無理に現実に目を向けさせないで見守る．

◆ 承認の段階

危機の現実を少しずつ見つめていく時期である．衝撃の段階と同様に非常に混乱を示すが，次第に現実は避けられないものであることを悟り，少しずつ新しい現実を受け止めていく．しかし，この段階をうまく乗り越えられない場合には，自殺することもありえる．

〔**看護のポイント**〕

患者が前向きな発言をしたり，以前よりも前向きな行動を示したとき，それを支持する．患者が1人ではないことを感じとれるような配慮が必要である．

◆ 適応の段階

建設的な方法を探し，現実に立ち向かおうとする時期である．現実を見つめ，新しい自己像や価値観を築く努力をする．

〔**看護のポイント**〕

専門的知識に基づいた指導を行う．

①衝撃の段階と②防衛的退行の段階は，家庭や外来で体験することが多く，入院する時点では，多くの患者はすでに承認，適応の段階に達していることが多い．しかし，人の心は常に変動するものであり，この4段階を進んだり戻ったりしながら前進していく．

看護介入は，危機の期間を短くし，不適応に陥ることを予防するために，衝撃から承認の段階までは安全を守るための援助を行い，適応の段階では新しい自己像や価値観を築けるように成長を促していく援助を行うようにする．

このようなモデルを理解しておくと，状況をアセスメントする手がかりとなる．ただし，モ

デルには現れてこない個別なものが実際には多くあることを理解して使うことが必要である．

❷ 家族の心理

（1）疾病が家族に及ぼす影響

疾病が家族に及ぼす影響には，肯定的影響と否定的影響がある．

➡ 肯定的影響

- 疾病に対する不安を克服しようと努力することにより，患者や家族は自らの人生を振り返り意味あるものとしてとらえようとする．
- 患者にとって，家族に対する認識が深まり変化する．
- 患者と家族との情緒的結びつきを確認し，互いに助けあい絆を深めることができる．

➡ 否定的影響

- 患者が否認・逃避・退行などの防衛機制により，自分を守ろうとする場合，患者と同様に防衛的行動に駆り立てられる．
- 患者と自分を同一視して苦痛を共有しすぎる．
- 患者や病気について触れることを避ける．
- 患者を切り離すことで強い不安を感じないようにするという防衛的心理が働く．

（2）家族のニーズ

- 患者の状態を知りたいというニーズ
- 患者の役に立ちたいというニーズ
- 感情を表出したいというニーズ
- 医療従事者に対する受容と，支持となぐさめを得たいというニーズ

これらのニーズは，各々の家族によりさまざまな形で表現される．家族とのかかわりのなかで表される感情や態度からニーズを把握することが重要である．

家族にとっても病院受診や検査は，予期せぬことであり，情報が十分に得られなければ，患者本人だけでなく家族も危機状況に陥ることになる．家族が一緒に来院していなければ，情報は間接的なものとなり，不安はより増強されやすい．

患者だけでなく家族の危機に対しても，先述したフィンクの危機モデルを活用することができる．すなわち看護介入は，危機の期間を短くし，不適応に陥ることを予防するために，衝撃から承認の段階までは安全を守るための援助を行い，適応の段階では新しい自己像や価値観を築けるように成長を促していく援助を行う．

外来では，家族背景を把握しにくいことが多く，すべての患者・家族について援助することは困難であるが，家族と出会う数少ない機会を逃さないように心がけることが大切である．

❸ 活動理論と離脱理論の概要と高齢者の理解

これらの理論は，1950〜70年代の米国において提起・検討・修正されてきた理論であり，「社会化のあり方」と「幸せな老い」の関連に焦点を当てている．超高齢社会を迎えたわが国においては，高齢者の幸せ successful aging を議論するときなどに，たびたび引用されてきている．

◆社会的活動理論 activity theory

エイジングに伴う役割喪失の回避，あるいは新たな役割の獲得が可能なら，その役割において他者との社会的相互作用である活動を維持することができ，その活動によって他者の肯定的評価を獲得することができる．このことによって，高齢者は自分自身を肯定的に評価することができるというものであり，ニューガートン Neugarten が1950年代から提唱していたが，後述の離脱理論が出てからハービィガースト Havighurst ＆アルブレヒト Albrecht により活動理論と命名された．活動理論とは，職業は人に生きる意味を与える重要な生活の場であり，職業で得たものを引退後も継承すること，つまり活動の継続が高齢者の幸福感を維持させるというものである[2]．この理論によって，ゴールデンエイジクラブなど，高齢者の活性化，特に社会的接触の促進を目的としたクラブが多数登場した．

しかし，充足と満足は社会的活動によって導かれるという説に対する反論も登場した．高齢者が活動的であり続けるということは受け入れがたく，特に人生の末期という理念と一致させることは困難であるというものである．拡張される方向へ向けられた生活態度は，まさに人生の末期への態度を妨害するとされる．

◆社会的離脱理論／疎隔理論 disengagement theory

加齢によって個人は社会から離脱する傾向を有し，社会も高齢者を拒否していく傾向がある．それは段階的で不可避な過程であるというものであり，カミング Cumming とヘンリー Henry（1961）が提唱した[2]．この理論によると，人は生理的な老化とともに社会との結びつきを減らすことで満足した生活を得ることになる．満足できる老いとしての重要な前提は，第一に社会が高齢者に「わずらわしい」社会的役割と義務から解放させる用意があるということ，そして同時に，高齢者自らが社会的活動の引退を願うことであるとされる．このような状況にあるとき，社会的離脱（社会的役割への参加とそれに費やす時間の減少）か，心理的離脱（共同体や他者への関心や感情的な関わり合いが減少し，内向していくこと）かを問わず，高いレベルの生活満足感と充足感を個人が経験し続ける．そして，この離脱の自然な過程が脅かされるようなことがあると，満足感は減少するというものである．

しかし，本理論は消極的であり，活動的で適応している高齢者には当てはまらないという反論がある．この離脱理論がきっかけとなって，老年的超越（ジェロトランセンデンス）理論の生成が，スウェーデン・ウプサラ大学の社会学者トーンスタム Tornstam によって主唱されることになる．トーンスタム Tornstam は，孤独に対する調査（1988）を実施し，役割の喪失や他の損失にかかわらず，孤独に関する意識は年齢が高くなるほど減少したこと，孤独を癒す方法としての他者との相互作用も，年齢に従って減少したという結果を発表した[3]．

さて，このような理論から看護師は何を学ぶことができるのであろうか．手術を必要とする高齢患者には，成人と変わらない体力・知力・精神力を持ち合わせている人もいるし，身体的に虚弱な高齢者もいる．身体的に虚弱であっても，豊かな感性で多くの幸せを感じている高齢者もいるということを意識化しておく必要がある．手術療法の可・否や術後の回復の良・不良にかかわらず命がある限り，その人らしさを失わずに生きていくことができるように支援すること，少しの進歩や現状の維持にともに喜びを感じていけることが高齢者を対象とした看護においては，いっそう求められているのである．

第2章 入院前に必要な外来における看護

 引用文献

1) 日本看護科学学会 看護学学術用語検討委員会：看護学学術用語．p.12, 1995.
2) 谷口幸一・佐藤眞一編著：エイジング心理学―老いについての理解と支援．pp.36-37, 北大路書房，2007.
3) E.H. エリクソン・J.M エリクソン著，村瀬孝雄・近藤邦夫訳：ライフサイクル，その完結（増補版）．pp.181-183, みすず書房，2008.

第3章

入院から
手術前日までの看護

1 入院・術前オリエンテーション

OBJECTIVES

1 入院生活の日課から退院手続きまでを含めた「入院オリエンテーション」の概要を理解する

2 術前の準備から術後経過まで一連の流れを説明する「術前オリエンテーション」の目的と内容を理解する

3 疾患・術式・麻酔法に応じた「術前オリエンテーション」について考えることができる

　手術目的で入院してきた患者の心理は，手術に対する期待と不安が交錯した複雑なものであろう．痛みなどの自覚症状が強い患者にとっての手術は，その痛みから解放される手段であり期待が大きいかもしれない．一方，これだけ痛むのだから相当進行した状態であろうと考え，あるときは不安の渦の中に巻き込まれているかもしれない．入院の段階では，ほとんどの患者が手術を受ける決心をして病院を訪れたと考えることができる．しかし患者の心理は程度の差はあるものの，その時々で変化するものであることを念頭におきながら看護にあたることが必要である．

❶ 入院オリエンテーション

　一般的には，入院手続きを終えた時点で「入院生活のしおり」や「入院中のご案内」などといった小冊子が患者に渡される．その主な内容は次のようなものである．
(1) 病院内の構造と設備：売店，食堂，トイレ，検査室，外来，医療相談室，手術室，ICU，病棟などの見取り図．公衆電話や郵便ポストの設置場所など．
(2) 病棟内の構造と設備：ナースステーション，病室，トイレ，浴室，洗面所，ランドリールームなどの見取り図．公衆電話や製氷器の設置場所など．

（3）入院中の日課と週間予定：起床時間，消灯時間，食事時間，回診時間，面会時間，入浴日，シーツ交換日など．

（4）入院生活上の注意点：テレビなど電気製品の使用，たばこやお酒について，外出と外泊についてなど．

（5）入院費の支払い

（6）退院手続き

看護師は患者とその家族とともに，病棟内を一巡しながら病棟の構造と設備の説明を行い，その他に関しては入院オリエンテーション用小冊子に基づいて説明を行う．多床室へ入院する患者の場合は，同室患者と入院患者双方の紹介を行って患者同士のコミュニケーションの促進を図る．

このように入院早期の時点で，入院生活に関する全般的な説明を実施しておくことは，患者が院内の生活に早く慣れることにつながり，次に述べる術前の日程に早く慣れることにつながる．

PLUS ONE

入院患者の権利と責任（patient rights and responsibilities）

　米国の病院にならって，近年ではわが国の病院においても，「患者の権利」と「患者の責任」について明示しているところが多くなりました．病院のロビーに掲示してあったり，パンフレットにして入院患者へ手渡したりされていますが，その内容はおおむね次のようなものです．

患者の権利章典の目的：入院患者により良いケアを提供し，早期回復への援助を行うために，患者の権利と患者自身の責任を明記する

患者の権利：①丁寧なケアを受ける権利，②病名・病状・処置や治療法とその結果を知る権利，③患者をケアする医療従事者・研修生・学生の名前とケアの内容を知る権利，④治療を承諾あるいは拒否する権利，⑤自分の意思を自分で伝えられない場合の代理人や委任状による意思伝達の権利，⑥プライバシー保持の権利，⑦研究協力を承諾あるいは拒否する権利，⑧依頼についてできるだけ早く応じてもらえる権利，⑨患者とその家族が不当な扱いを受けたときに苦情を言う権利

患者の責任：①健康に関する過去・現在の管理法や症状などについて正直に話す，②医療従事者の説明が理解できないとき，要求に応じられないときに意思表示する，③他の患者に迷惑がかかるような行為をしない，④病院内で禁煙を守る，⑤医療費支払いに関する必要な情報を知らせる

　そして最後に，主治医，看護師，医療スタッフに関して問題解決がなされなかった場合の連絡先（事務担当者の電話番号など）が記述されているものが一般的です．

1　入院・術前オリエンテーション

❷ 術前オリエンテーション

　患者のほとんどが，手術予定日の前日か前々日に入院するので，既述のような入院オリエンテーションと，手術に関するオリエンテーションを同日に実施しなければならないことになる．そのようなときでも，午前中に入院オリエンテーションを実施し，午後に術前オリエンテーションを計画するなど，患者の状況に応じた時間配分を考えることが大切である．前章でも述べたように，外来で術前オリエンテーションのパンフレットを受け取っている患者もいるであろうが，そのような場合でも必ず病棟看護師による術前オリエンテーションを実施し，周手術期の各段階における処置や経過に関する患者の理解度，および術前訓練の実施状況などを確認しておく．

　手術に対する期待や不安は患者と同じように家族にもあり，家族の不安や動揺が患者に大きな影響を与えることも多い．ゆえに術前オリエンテーションは，患者と家族（あるいは患者にとっての重要他者）の両者に対して実施することが望ましい．

（1）術前オリエンテーションの目的

①患者と家族の不安や恐怖を緩和するために，麻酔方法と術式の概要が理解できるようにする．
②患者自身が手術に対して前向きに取り組むことができるように，周手術期の各段階で何がどのように起こり，どうすることが必要か，またそれはなぜかが理解できるようにする．
③家族が患者をサポートできるように，周手術期の各段階で何がどのように起こり，家族として何ができるのか，またそれはなぜかが理解できるようにする．

（2）術前オリエンテーションの主な項目

〔**手術と麻酔について**〕
・予定されている麻酔法と術式：内視鏡的切除術（p.89，PLUS ONE 参照）・腹腔鏡下手術（シリーズ3巻参照）・開腹手術
・手術開始予定時間と終了予定時間

〔**術　前**〕
・術前訓練の内容と方法
・術前に準備しておく物品
・アレルギー情報の確認
・術前の処置
・麻酔科医，手術室看護師の術前訪問，ICU入室予定のときはICU看護師による術前訪問が行われることもある
・手術室への移送方法
・手術中の家族の待合室

〔**術　中**〕
・手術室の環境，主な処置と経過など
　術中に関するオリエンテーションは，手術室看護師がパンフレットなどを用いて手術前

日に実施している病院が多い（pp.142-143の図4-5参照）．

〔術　後〕
・術後の疼痛対策，全身管理法
・術後の食事，排泄，安静度，清潔などの経過
・入院予定期間と入院費用

〔退院後〕
・退院後の日常生活，仕事復帰の時期など

内視鏡的切除術とは

内視鏡的粘膜切除術（endoscopic mucosal resection；EMR）

　早期胃癌の場合は，原則として2cm以内の腫瘍に適応されます．
通常は外来で実施されますが，入院となることもあります．

・腫瘍周囲にマーキング（印付け）を行い，腫瘍および周囲の粘膜下に生理食塩水を注入して，腫瘍全体を隆起させます．
・内視鏡先端に取り付けておいたキャップ内に腫瘍を吸引し，ワイヤを引っ掛けて高周波電流で焼き切って切除します．これを繰り返して，腫瘍がすべて取りきれたことを確認します．出血や穿孔などがないことを確認して終了します．
・再発の報告が高率にあり，繰り返して切除する方法はあまり推奨できないと思われます．

内視鏡的粘膜下層剥離術（endoscopic submucosal dissection；ESD）

　大きな病変を一括切除するもので，EMRより時間が長くかかります．合併症として胃穿孔の報告があります．

❸ 術前オリエンテーション実施時に必要な知識；全身麻酔で開腹術の場合

　最初に「全身麻酔で開腹術を受ける患者」への術前オリエンテーションを実施する際に，看護師が知っておかなければならない基礎知識と，術前オリエンテーションの実際について述べる．疾患や術式が異なっても，全身麻酔で手術を受ける患者への術前オリエンテーションの内容はそれほど大きく変わることはない．要は切除部位の解剖と生理（形態と機能）および患者の年齢・体力などを考慮して，補足・修正していくことが求められる．この際，看護師の視点は，手術によって患者とその家族がどのような影響を受けるのか，患者とその家族の苦痛を緩和したり，術後経過に応じた適応を図るために必要なことは何か，といったことに置かれる．
　術前オリエンテーションは，病棟で作成されたパンフレットに基づいて実施されることが多い．どこまで詳細に説明するかは患者の希望や性格，ソーシャルサポートの有無などをア

1 入院・術前オリエンテーション

セスメントして決定する．

(1) 手術予定者の疾患の理解

例として表3-1，図3-1に胃癌の概要についてまとめた．

胃癌は40～60歳代の男性に多い．成人患者の場合は，入院前に書籍を買い求めて自己学習し，疾患に関するある程度の知識をもっていることが多い．

表 3-1 手術予定者の疾患の理解；胃癌（gastric cancer）

1- 概念
- 2：1の割合で男性に多い．
- 40～60歳代に多く発症する．
- 幽門側の前庭部と，幽門側の小彎側に好発する（図3-1）．
- 鎖骨上のリンパ節転移（ウィルヒョウ転移）や，肺・肝臓への血行転移，腹腔内への播種性転移をする．

2 - 症状

初期には無症状であることが多い．上腹部痛，嘔気・嘔吐，胃部不快感，食欲不振など

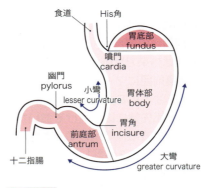

図 3-1 X 線学的胃の区分

3 - 主な検査所見

血液一般検査	：総蛋白の減少，ヘモグロビンやヘマトクリットの減少
腫瘍マーカー	：CEA や CA 19-9 の増加
便潜血反応	：陽性（進行癌の場合）
胃 X 線写真	：陰影欠損や狭窄像を認める，辺縁・粘膜不整を認める
胃内視鏡	：生検 biopsy 結果は腺癌 adenocarcinoma（あるいは印環細胞癌 signet-ring cell carcinoma，粘液癌 mucinous adenocarcinoma など

4 - 治療

1) 手術療法
   - 胃幽門側切除術（ビルロート Billroth I 法）とリンパ節郭清
   - 胃噴門側切除術とリンパ節郭清
   - 中央胃切除術とリンパ節郭清
   - 胃全摘出術 total gastrectomy とリンパ節郭清
     あるいは腹腔鏡下手術
2) 内視鏡的治療
   - 内視鏡的粘膜切除術（EMR）
   - レーザー療法
   - 電気メス療法
   - 薬剤局注療法（純エタノール，抗癌剤など）
3) 内科的治療
   - 化学療法：フルオロウラシル（5FU），シスプラチン（CDDP），メソトレキサート（MTX），マイトマイシン C（MMC）などを多剤併用
   - 免疫療法：クレスチン®（PSK），ピシバニール®（OK-432）など

(2) 硬膜外麻酔法と全身麻酔法の理解

　開腹術に限らず手術侵襲が大きい場合には，全身麻酔の吸入法（気管内挿管）と硬膜外麻酔法が併用されることが多い．

　患者へのオリエンテーション時には，側臥位でエビ型の体位（脊柱を屈曲させる体位）をとって背中に硬膜外麻酔をすること，この背中に入れた硬膜外麻酔の留置チューブは術後数日間は入れたままであり，ここから持続的に鎮痛薬を投与することによって，術後疼痛をコントロールするということを説明する（図3-2）．なお患者の個別性に応じて，術前トレーニング（pp.105-119参照）を実施する際に，硬膜外麻酔時の体位のとり方も練習し，「ベッドと垂直に横になり，脊柱を強く屈曲させる」という要点を習得させる看護計画を検討してみるとよい．肥満患者などはこの体位がとりにくい．

　表3-2に全身麻酔の種類をまとめた．麻酔に関して患者から質問を受けることが多い内容は，次のようなことである．

- 本当に眠っている間に手術が終了するのか？
- 途中で目が覚めたり，痛かったりすることはないのか？
- 麻酔が覚めず，ずっと眠ったままになってしまわないのか？
- 麻酔による副作用や合併症はないのか？（表3-3）

　まず点滴から眠るための薬剤（静脈麻酔薬）を注入して全身麻酔を開始し，途中で目が覚めたり，痛みを感じたりすることがないように常に麻酔薬を流していること，麻酔薬を止めれば目が覚めるので，麻酔から目覚めないでそのまま眠り続けるということはないこと，麻酔の合併症にはいろいろあるが，手術中は麻酔科医が全身管理していること，術後合併症を予防するために術前に深呼吸練習をすることなどを説明する．

　また，手術前日には麻酔科医が病室を訪問し，患者の全身チェックと麻酔法の説明を行うことを伝える．麻酔に関する質問や希望があればそのときにも話すことができること，麻酔承諾書にサインする前に，疑問点を解決しておくことなどを説明する．

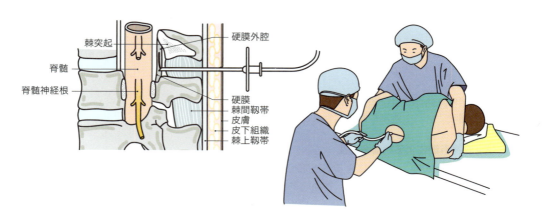

図3-2 硬膜外麻酔（epidural anesthesia）

1 入院・術前オリエンテーション

表 3-2 全身麻酔（general anesthesia）の種類

●全身麻酔とは「麻酔薬によって中枢神経を抑制し，意識の消失を伴う麻酔法のこと」

1 - 静脈麻酔 intravenous anesthesia 　　　：静脈内に麻酔薬を投与する
2 - 筋肉内麻酔 intramuscular anesthesia ：筋肉内に麻酔薬を投与する
3 - 吸入麻酔 inhalation anesthesia 　　　 ：肺から麻酔薬を吸入させる
　・マスク法；短時間の手術に用いられる
　・気管内挿管法：気管内チューブを気管内に挿入するので，確実に気道が確保される
4 - ニューロレプト麻酔 neurolept anesthesia（NLA）
　　　　　　　　　　　　　　　　：静脈麻酔の一種であるが，同時に亜酸化窒
　　　　　　　　　　　　　　　　　素ガスなどを吸入させて意識消失させる

(注) ニューロレプト無痛法 neurolept analgesia（NLA）は，意識を消失させない場合の麻酔法である．ゆえ
　　 に全身麻酔ではないが略語は同じ NLA である．強力な神経遮断薬と麻薬性鎮痛薬を静脈内投与すると，
　　 疼痛反応が消失し不安感も消失するが，呼びかけには反応することができるので，患者の協力を得なが
　　 らの手術が可能となる．

表 3-3 全身麻酔による主な合併症

1 - 全身麻酔による術中合併症
1) 呼吸器系合併症
　・気道閉塞 　：気道分泌物や義歯，誤嚥した異物などによる
　・呼吸抑制 　：自発呼吸で管理しているときの麻酔薬過剰投与などによる
　・喉頭痙攣 　：挿管や吸引などの刺激や迷走神経を介する反射などによる
　・気管支痙攣：機械的刺激や化学的刺激，慢性気管支炎・喘息・アレルギーの既往など
　　　　　　　　による
2) 循環器系合併症
　・血圧低下 　：麻酔薬の過剰投与，出血，迷走神経反射，換気不全などによる
　・高血圧 　　：挿管による刺激，二酸化炭素の蓄積，浅麻酔時の刺激などによる
　・不整脈 　　：低酸素血症，二酸化炭素の蓄積，深麻酔や浅麻酔，心疾患の既往などに
　　　　　　　　よる
3) その他
　・悪性高熱症：遺伝的因子による
　・嘔吐 　　　：浅麻酔時の刺激などによる

2 - 全身麻酔による術後合併症
　・術後無気肺：分泌物による気道閉塞，不適切な人工換気などによる
　・肺水腫 　　：過剰な輸液，輸血，低蛋白血症，ショックなどによる

PLUS ONE

硬膜外麻酔と腰椎麻酔（脊椎麻酔）の基礎知識

(1) 穿刺部位と麻酔薬の注入部位の違い（図 3-3 a, b）
　①硬膜外麻酔―穿刺部位は自由で，硬膜外腔に局所麻酔薬を注入します．
　（注）脳には硬膜外腔がない．
　②腰椎麻酔―第 3 腰椎以下で穿刺し，クモ膜下腔に局所麻酔薬を注入します．
　（注）クモ膜下腔には脳脊髄液が入っており，脳まで続いている．
　（注）脳脊髄液に守られている脊髄は，第 2 腰椎上縁で終わっている．
　　　　ゆえに第 3 腰椎以下で穿刺し，脊髄神経の損傷を防ぐ．

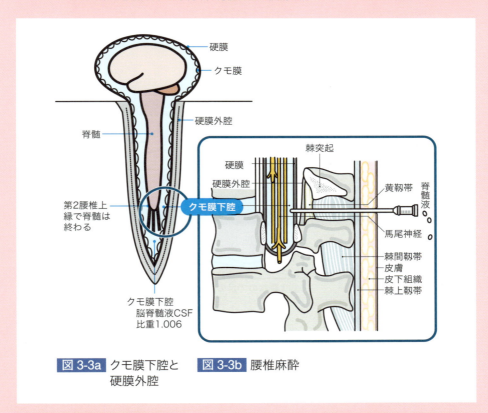

図 3-3a　クモ膜下腔と硬膜外腔　　図 3-3b　腰椎麻酔

(2) 麻酔による生体反応
　①硬膜外麻酔・腰椎麻酔ともに，脊髄の前根（運動神経と交感神経が通る）と後根（知覚神経と交感神経が通る）を麻痺させます．
　②麻痺は神経の細い順に生じます．
　・まず最も細い神経である交感神経が麻痺するので，血管拡張を生じ一時的に血圧が下降するので注意します．
　・次に知覚神経が麻痺し，まず温覚・痛覚が消失するのでアルコールで拭いても患者はそれを感じません．針を刺しても痛くありません．次に触覚・深部知覚が消失するので，触られても感じないし，自分の足の位置もわかりません．

- 最後に太い運動神経が麻痺するので，骨格筋が弛緩して足が動かせません．腹筋が弛緩します．麻酔の高さによっては呼吸筋も麻痺するので注意します．

(3) 麻酔の広がりの違い
①硬膜外麻酔
- 麻酔薬を注入した周辺のみが麻痺します → ゆえに分節麻酔といいます．
- どの高さまで麻痺するのかは麻酔薬の注入部位と注入量で決まります．
- 頸部から下の脊髄がある部位であればどれくらいの範囲でも麻酔可能です．

②腰椎麻酔
- 下半身全体が麻痺します → 主に下腹部の手術に使用します．
- どの高さまで麻痺するのかは麻酔薬の比重と注入量，注入後の体位で決まります（図3-4）．

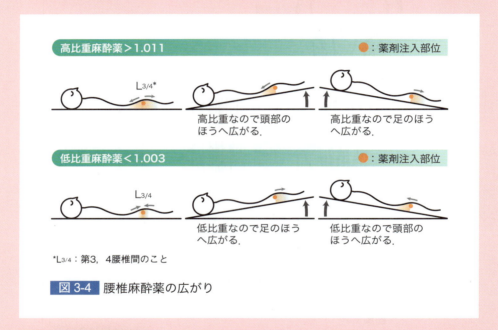

図3-4 腰椎麻酔薬の広がり

(4) 麻酔の持続時間の違い
①硬膜外麻酔は持続硬膜外カテーテルを挿入し，追加注入できるので，何時間でも麻酔を効かせることが可能です．しかし局所麻酔薬中毒を起こしやすくなります．
　　（注）局所麻酔中毒の症状；中枢神経刺激症状を起こします．すなわち，よく話し興奮します．その後痙攣，意識消失，血圧低下，心停止を生じます．
②腰椎麻酔は1回注入したら追加できません → 作用時間を長くするために血管収縮薬を使用するが長くても4時間が限度．通常1～2時間半．
ゆえに局所麻酔薬中毒は生じにくいです．

(5) 術中・術直後の合併症と看護
硬膜外麻酔・腰椎麻酔ともに以下の合併症を生じやすいですが，頻度は腰椎麻酔のほうが高いです．

- 交感神経遮断による血圧低下→看護；輸液速度を速める，医師の指示で血管収縮薬の投与.
- 麻酔が高位になりすぎた場合の呼吸抑制→看護；酸素投与.
- 主に血圧低下による嘔気・嘔吐→看護；酸素投与.

(6) 術後合併症

硬膜外麻酔の術後合併症には，硬膜外血腫や硬膜外膿瘍がありますが頻度は低いです.

腰椎麻酔の術後には以下の合併症を生じやすいです.

①頭痛—体動開始から10日ほど続きます. 穿刺部位からの髄液漏出による髄圧低下によるものです. 安静にしていることで緩和します.

②尿閉

③馬尾症候群—例；膀胱・直腸の失禁. 下肢の知覚・運動障害. 原因は麻酔針による神経損傷や，麻酔薬の神経内注入によるものです.

(3) 術式の理解

術式に関する医師からの最初の説明は，外来において実施されることが多いが，入院後，改めて詳細な説明が主治医からなされることになる. 主にどこからどこまでを切開するか. その後どの臓器にどのような手を加えるかということが話され，カルテにその内容が記述されるので，看護師はその内容を把握したうえで術前オリエンテーションに臨むことが必要である. 患者の多くは，身体のどの部位にどれくらいの大きさの傷が残るのか，臓器を切除したことによってどのような生活の変化があるのかといったことに関心が高い.

例えば胃癌の場合では，幽門側に好発するので幽門側胃切除術〔ビルロート（Billroth）Ⅰ法〕とリンパ節郭清が，最も多く実施されている. しかし患部が噴門側や広範囲に及ぶ場合などもあり，術前オリエンテーション前に予定されている術式を確認しておく必要がある（図3-5）.

ビルロートⅠ法が予定されている患者は，幽門側を切除した残胃と十二指腸を吻合するので，食物の通過が最も生理的であることを説明する. 通常は1.5Lある胃の容積が，術後は1/3〜1/4になるので，消化吸収力・食物貯留機能などが低下する. しかし，少しずつよく噛んで食べれば何でも食べられることを説明する.

噴門側胃切除術では，胃の噴門側約1/2が切除され，食道と残胃を吻合する「食道残胃吻合術」が実施される. この場合1/2になった残胃に入った食物が食道へ逆流しやすく，"胸やけ"や"食道にしみる感じ"といった症状が出現しやすい. これは術後逆流性食道炎の症状であり，食後すぐに横にならないで，約30分間は座位か半座位でいるように指導する. このような現象を起こさないために,食道と残胃の間に空腸を置く「空腸間置術（interpositioning）法」が予定されることもある.

癌が広範囲に及ぶ場合や胃上部の進行癌，多発癌などには，胃全摘術が予定される. 胃貯留機能・逆流防止機能・消化吸収機能・十二指腸への調節的排出機能などが失われるので，逆流性食道炎の防止と食物の貯留機能の再現を補うさまざまな再建術式がある.

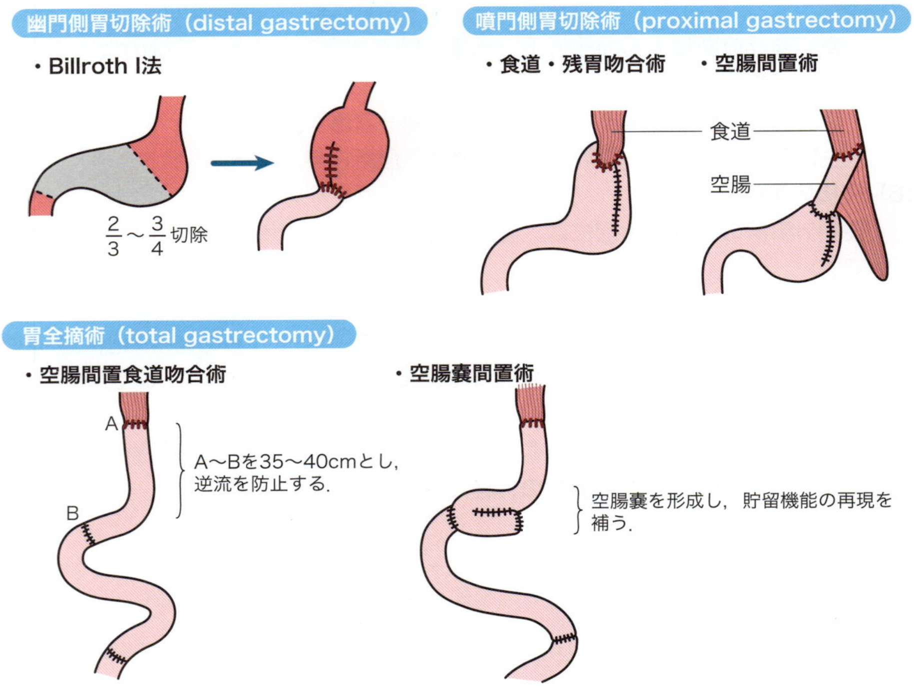

幽門側胃切除術（distal gastrectomy）

・Billroth I 法

$\frac{2}{3}$〜$\frac{3}{4}$ 切除

噴門側胃切除術（proximal gastrectomy）

・食道・残胃吻合術　・空腸間置術

食道
空腸

胃全摘術（total gastrectomy）

・空腸間置食道吻合術

A〜Bを35〜40cmとし，逆流を防止する．

・空腸嚢間置術

空腸嚢を形成し，貯留機能の再現を補う．

図 3-5 術式の理解；胃癌の場合

上記のような手術では通常，胸骨剣状突起下端2〜3 cm から臍まで，あるいは臍下方2〜3 cm までの，腹部正中切開となる．図 3-6 に代表的な開腹法を示した．

（4）手術時間と麻酔時間の理解

手術時間（執刀〜皮膚縫合まで）と麻酔時間を確認する．例えば幽門側胃切除術の場合，胃切除後のビルロート I 法による再建術とリンパ節郭清に，通常3〜4時間を必要とする．麻酔時間は当然この手術時間よりも長い．

実際は挿管前に麻酔導入[*1]時間があり，麻酔から覚醒し抜管後に手術室で全身状態を観察する時間がある．ゆえに通常，手術時間の前後に1〜2時間を必要とするので，手術時間が3〜4時間の場合であれば手術室入室から退出までには4〜6時間を要する．

特に手術当日，待合室で待機する家族には，手術所要時間と麻酔導入から覚醒までに要する時間の両方を説明し，「患者が病棟から手術室へ向かう時間」と「手術を終えて病棟へもどる時間」の目安を伝えておく．

[*1] 麻酔導入とは，呼吸抑制・反射消失・眼球運動消失・筋緊張低下・瞳孔縮瞳などを呈する「外科麻酔期」までの導入のことである．一般的な全身麻酔の場合，静脈から静脈麻酔薬を注入して意識を消失させ，次に筋弛緩薬を注入する．その後，気管内挿管を行って，気管内チューブが正しく挿入されたら麻酔導入は終了である．

（5）術前トレーニング内容と方法の理解

術中・術後の苦痛緩和および術後合併症を予防する目的で，次のような術前訓練を実施す

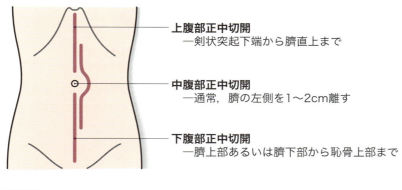

図3-6 開腹法

- 上腹部正中切開 — 剣状突起下端から臍直上まで
- 中腹部正中切開 — 通常，臍の左側を1〜2cm離す
- 下腹部正中切開 — 臍上部あるいは臍下部から恥骨上部まで

る．深呼吸法，含嗽法，排痰法，体位変換法，下肢の運動法など．詳細はpp.105-119参照．

(6) 術前に準備する物品の理解

手術までの期間が短いので，外来において手術目的で入院予定の患者に，パンフレットなどで知らせておくことが望ましい．病棟看護師は，これらが揃っているかどうかを確認する．多くの場合は病院の売店で購入することができる．

寝衣（病院の寝衣を使うことが多い）	2枚	T字帯あるいは紙ショーツ	2枚
タオル	2〜3枚	バスタオル	2〜3枚
ティッシュペーパー	1箱		
吸い飲み（曲がるストロー）またはストロー付カップ	1個（図3-7）		
腹帯（開腹術の場合）	2枚（図3-8）	弾性ストッキング	

寝衣やタオル類は，新品よりも洗濯後の汗を吸い取りやすいもののほうが使いやすいし，肌触りがよい．

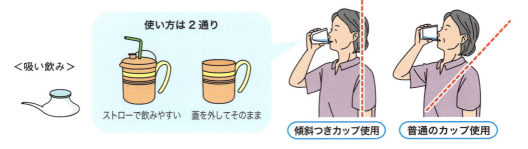

図3-7 吸い飲みと傾斜つきカップ

1 入院・術前オリエンテーション

腹帯の種類

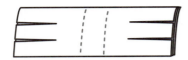

さらしを数枚縫い合わせたもの．
上の1枚には結ぶための切り込みが入っている

T字帯

●T字帯の使い方
（ただし最近は紙ショーツが主流）
①殿部にT字帯を当て，ヒモを前で結ぶ
②さらしの下端を後から前へもってきて，結んだヒモに掛けて折り返す

着用図

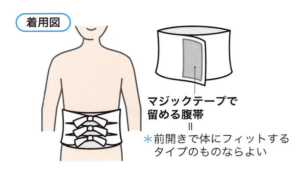

マジックテープで留める腹帯
＝
＊前開きで体にフィットするタイプのものならよい

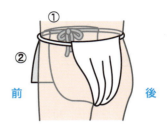

図 3-8　術前に準備する物品

PLUS ONE

腹帯のエビデンスとT字帯

　腹帯は次のような目的で，開腹手術の後に使用されてきました．
　①創部を広範囲に支えて出血や滲出液を防止する
　②ガーゼやドレーンを固定して，創痛や不快感を緩和する
　③創部の固定によって早期離床を促す
　しかし，腹帯の使用はわが国特有のものであり，その有用性は明確ではありません．固定感によって気持ちが良いという人にはお勧めですが，希望する人だけという病院も多くなってきています．
　T字帯は簡単な着脱という点から，膀胱留置カテーテル挿入時の処置などにおいては便利ですが，多くの患者には「羞恥心が高まる」，「すぐにほどけそうで不快」等々，不評です．最近では手術室入室のときにも，使い捨ての紙ショーツを着けてもらうなど，T字帯を使用しないことが多くなりました．

（7）術前処置の理解

　術式や麻酔あるいは医師の治療方針によって異なる点があるので，指示を確認してオリエンテーションを行う．主な内容は次のようなものである．これらが手術の成功や術後の合併症予防に重要であるという理由を，十分に説明することが必要である．

ここでは，最近注目されている「手術患者の回復力強化（enhanced recovery after surgery；ERAS）プロトコル」に基づいた術前処置について述べる.

　手術患者の回復力強化（ERAS；イーラス）は，欧州静脈経腸栄養学会で提唱された消化器術後の早期回復を目指した周術期管理プロトコルである．手術に伴う異化を抑制し代謝を改善するため栄養管理，疼痛管理，消化管機能維持，および離床促進の各側面からのさまざまな介入を実施することでプロトコルが成立している.

　ERAS 導入によって期待される結果は，次のようなことである.
・安全性の向上
・術後合併症の減少
・回復力の強化
・入院期間の短縮
・経費の節減

栄　養：
・低栄養状態の場合は中心静脈栄養による栄養改善
・貧血がある場合は薬物療法による改善

　手術によって損傷を受けた組織や細胞が再生・修復するためには，十分な酸素とエネルギーが必要なので，術前の栄養状態の改善は重要である.

食事・水分：

　消化器手術の場合には，従来は消化器内容物の除去に努める必要性があるとの理由から，早い時期からの禁飲食を実施してきていた．しかし，ERAS によると固形食は麻酔導入 6 時間前まで可能であり，飲水は 2 時間前まで可能である.

　前日夕から絶食し，飢餓状態で手術に臨むと血糖値が上がり，体の負担が大きくなることが報告されている．また，長時間の禁飲食による高齢者の脱水は，低血圧を引き起こしやすい．無効な術前絶飲食の廃止によって，口渇や空腹感が軽減され，気持ちが落ち着くという効果も期待できる.

　手術 2 ～ 3 時間前まで飲んでよい飲料 "clear fluids"＝清澄水（セイチョウスイ）[1]
①水および炭酸飲料
②牛乳（脂質）を含まないコーヒー・紅茶
③食物繊維を含まないジュースなど

排　泄：

　結腸切除術患者の経口腸管前処置は，脱水および電解質異常をもたらす可能性があるので行わない（pp.129-134 参照）．日常的に，緩下薬を常用している患者は医師に報告し指示を受ける.

清　潔：

　術中，術後の感染予防のために，手術前日に術野の体毛除去（カッティング），臍処置（臍の清拭），入浴，洗髪，爪切りを行って，微生物の数を減少させる（pp.129-134 参照）.

睡眠と前投薬：

　作用時間の長い鎮静薬・睡眠薬は使用しない.

1　入院・術前オリエンテーション

　以上のように，術前から術後回復能力を強化するポイントは，手術室入室時に患者の体液バランスが通常状態に保たれていることであり，そのために術前の絶飲食期間を短くし，できるだけ緩下薬などを用いないことが重要であるといえる.

(8) 麻酔科医，手術室看護師の術前訪問の理解

　外科医である主治医・病棟看護師からの術前オリエンテーションに加えて，さらに手術や麻酔についての情報提供が，麻酔科医・手術室看護師・病院によってはICU看護師からもあることを伝える.

(9) 術後の全身管理と主な術後経過の理解

　手術直後の身体状況や主な術後経過について術前に説明し，患者の理解を得ておくことは，術後の精神状態の安定やスムーズな処置の実施に効果的である. 離床の時期や食事開始時期など，主な術後経過は図や表を利用して説明するとわかりやすい（表3-4）.
　次のような質問を受けることが多いので，できるだけ具体的に説明しておく.
❓ 術後の疼痛はどの程度か，どのような対処をするのか
🅰 術後の疼痛に関しては持続的硬膜外チューブから鎮痛薬が投与され，積極的に疼痛除去を図ることを説明する. 1979（昭和54）年以前に手術を受けた体験のある患者は，術後に十分な鎮痛薬を投与してもらえず，「手術を受けたのだから痛いのは当たり前，術後1〜2日間はできるだけ耐えるように……」とつらい説明を受けたことであろう. 1979年以降から徐々に塩酸モルヒネが使用されるようになり，術後の疼痛管理は大きく変化した. 現在では，携帯用の持続注入器（例えばインフューザー・ポンプ）が普及し，積極的な除痛が当たり前となっている. しかし，疼痛は主観的なものなので，疼痛スケールなどを利用して個々の患者の痛みの程度を理解するようにし，鎮痛薬を持続的に注入していても，痛みを感じる場合には追加投与ができることを説明しておく. 例えば事前に「10段階スケールの3以上であれば鎮痛薬を追加しましょう」など，患者と話し合っておくとよい（図3-9）.
❓ 術後はどれくらいの間ベッド上安静なのか，歩行できるのはいつか
🅰 術後患者の体位や体位変換・早期離床は，患者の安楽や術後合併症予防にかかわる重要なものであることを術前から患者に説明し，積極的な実行を動機づけておく.
　術直後の体位は全身の観察やバイタルサイン測定などが容易にでき，術後出血などの異常に対応しやすい「水平仰臥位」が基本である. しかし，循環動態が安定すれば，手術当日から呼吸機能にとって有効（横隔膜が下降するため）な「セミファウラー位」や「ファウラー位」をとることができる. この際，身体が下へずり落ちないように，膝関節を軽度屈曲させることを忘れないようにする. そして，例えば仰臥位→右側臥位→仰臥位→左側臥位→仰臥位の順に体位変換を促し，術後無気肺や褥瘡・筋肉痛などを予防する. 術後数日間はベッド上安静だと思い込んでいる患者もいるので，早期離床の利点について十分説明し，胃切除術・胃全摘出術・腸切除術などの場合は，術後1日目からトイレ歩行が可能であることを説明する.
○早期離床の利点
　・肺機能の改善と肺合併症予防；機能的残気量（FRC）は臥位で低下する
　・気道内分泌物の排出を促す

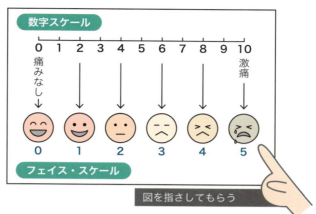

数字スケール	Q 痛みなしの0から激痛の10までのうち，今の痛みはいくつですか？
	Q 痛みなしの0から激痛の5までのうち，今の痛みはいくつですか？
フェイス・スケール	Q 痛みなしのニコニコ顔から激痛の泣き顔までのうち，今の痛みはどこですか？

図 3-9 疼痛スケールの例

- 循環器合併症の予防；深部静脈血栓症や肺血栓症を予防する
- 褥瘡予防
- 筋肉および骨・関節の廃用性萎縮予防；筋力や骨強度は臥位で低下する
- 腸蠕動の促進と腸管麻痺の予防
- 術後精神障害の予防
- 回復意欲の促進

(10) 入院予定期間と入院費用の理解

　手術患者の入院期間は，同じ病名・術式であっても，病院や主治医の方針，あるいは患者の状況によって多少異なる．現在，胃切除術で開腹法の場合では2週間が一般的である．しかし，術前の入院が1～2日間，術後の入院が8～10日間というケースも今や珍しくはない．
　入院費用は当然のことながら，入院期間や術式などによって異なってくる．保険の種類と患者の負担率を確認し，おおよその額を入院時に伝えておく（術前パンフレットに記述しておく）ことが必要である．例えば国民健康保険7割の場合は，患者の負担率は3割であり，胃切除術で2週間の入院であれば，約30～40万円（手術・検査・薬剤・室料などを含む）を支払うことになる．

(11) 退院後の日常生活，仕事への復帰時期の理解

　通常，退院後2週間頃に外来受診が予定される．退院から初回の外来受診までの期間は徐々に日常生活動作を拡大し，無理なく身体を慣らしていくようにする．外来受診時に異常がなければ，食事の仕方以外はすべて入院前の生活に戻すことができる．仕事への復帰も可能で

1 入院・術前オリエンテーション

表 3-4 胃切除術の術前・術後経過表（患者用の例）

	手術前日	手術当日（術前）	手術当日（術後）	術後 1 日目
食事と飲水	朝昼夕＝普通食です 21 時以降から固形物は禁食ですが，水分の摂取は可能です	禁食 清澄水は，麻酔導入 2 時間前まで可能	禁飲食	禁食ですが水分は飲めます
清潔	体毛の除去・臍の清拭をします	朝＝歯磨き・洗顔（・髭剃り）をしてください	夕＝洗面を介助します	朝の洗面と清拭・着替えを介助します
排泄		手術室へ行く前に排尿を済ませてください	膀胱に管が入っていて自然に尿が流出します	尿の管を抜き，トイレで排尿できます．尿量を測定していただくことがあります
活動	自由です	自由です	ベッド上安静です．横になったり身体を起こしたりできます	ベッド上座位→ベッド下→トイレ歩行と進めましょう
薬・点滴	夜＝希望時に，作用時間の短い睡眠剤（精神安定剤）を飲みます	朝＝残便感があれば浣腸します ＊午後の手術の場合は点滴をします	鎮痛薬を背中の管から持続的に注入しています 点滴を 24 時間持続的に行います	
治療・処置	外来でマーキングを行ってから入院となる場合が多いですが，入院後にマーキングを行う場合は前日に実施します（この場合，欠食か粥食です）	ネームバンドを付け，弾性ストッキングをはいて手術室へ向かいます	定期的に血圧・脈拍，体温を測定します 酸素吸入を持続的に行います　　蒸気吸入は必要時に行います	朝まで酸素吸入をします　　　創部の診察をします
検査			採血をします	採血をします 腹部と胸部の X 線写真を部屋で撮ります
その他	手術看護師・麻酔科医師が訪問し，手術と麻酔について説明します	ご家族は時間外に面会できます	ご家族へ，実施した手術の説明を行います	手術室看護師・麻酔科医師の訪問があります

	術後 2 〜 4 日目	術後 5 〜 6 日目	術後 7 日目	術後 8 〜 10 日目
	流動食が出ます．3分粥，5分粥と進みます　水分は自由に飲めます	全粥食です　→（1日6回食）	常食になります	退院おめでとうございます
	身体拭きを手伝います　4日目頃からシャワーができます．洗髪ができます	シャワーができます	創部の糸あるいは金属が取れれば入浴ができます	
	歩行距離をのばしましょう　2〜3日目から自由です	自由です		
→	術前に常用していた薬が飲めます（主治医と相談）　持続的鎮痛薬の管を抜きます（3日目頃）　→持続点滴終了です	日中の点滴も終了です		
→			創部の糸を抜きます．あるいは金属を取り除きます（抜鉤）（7日目）→	主治医から手術で切除した組織の病理結果の説明があります　看護師から退院指導があります
			採血と腹部のX線写真を撮ります	
	術後薬の説明が薬剤師からあります		栄養士による退院後の栄養指導があります	入院費は3割負担の場合約30〜40万円です　高額医療費控除を行いましょう．実際の負担は10万円になります

ある．ただし，仕事の内容が軽作業で心身に負担がかからないようであれば，2週間前に開始することも可能である．車の運転開始時期を質問されることが多いが，長距離でなければ，退院後自己コントロールしながらの運転は可能である．

　以上のように，術前オリエンテーションだからといって術前のことだけに限って説明するのではなく，患者が入院から退院までの生活や，術後の自分をイメージできるようにすることによって，闘病意欲を高め手術への期待を高めることができる．さらに退院後の状況を追加することによって，それらを強化することができよう．患者とその家族とともに，術前における短期目標と，社会復帰という長期目標を検討しあうことが望まれる．このような働きかけによって，患者と家族が手術からの回復にどのように関与するかという方法を見出すことができるようにしていく．ただし，術前オリエンテーション内容があまりに多く，逆に不安を高めてしまうことのないよう，個々の患者と家族の状況をアセスメントしながら内容を考慮する必要がある．まず，患者と家族がすでに知っていることを明らかにし，不足点について説明していく方法や，患者と家族の質問に答えながら説明を進めていくという方法など，工夫が必要である．また，パンフレットの「どこに・何の記述があるか」を説明しておけば，成人患者の多くは自分のペースで読み返すことができる．

 引用文献

1) 公益社団法人日本麻酔科学会：術前絶飲食ガイドライン（2012年7月作成）．清澄水（セイチョウスイ）．p.2. https://anesth.or.jp/files/pdf/kangae2.pdf（2019年7月1日閲覧）

2 術後合併症を予防するための術前看護

OBJECTIVES

1 術後合併症予防と早期回復のためには，術前から全身状態の観察を行い，必要なケアを実施しておくことが必要であるということを理解する

2 術後せん妄の発症リスクと発症予防の看護について理解する

3 術前トレーニングとしての深呼吸法や器具を用いた術前呼吸法の目的・原理・方法を理解する

4 術前トレーニングとしての含嗽法・咳嗽による排痰法の目的・原理・方法を理解する

5 術前トレーニングとしての下肢の運動と体位変換の目的・原理・方法を理解する

❶ 術前の全身状態の観察と看護

手術を受ける患者の術前看護として重要なことは，手術侵襲に耐えられる全身状態を維持するということである．すなわち①循環動態の維持・改善（バイタルサインズ・水分出納など），②呼吸機能の維持・改善（深呼吸法・禁煙など），③血糖値のコントロール，④栄養状態の維持・改善である．

特に高齢者は「脳の視床下部にある口渇中枢機能低下」，「水分を蓄える筋肉量の減少」，「腎の再吸収力の低下」などによって脱水を生じやすいので，喉の渇きを訴えていなくても舌の乾燥，皮膚の乾燥や弾力性の低下，頻脈，起立性低血圧，全身倦怠感などの有無を観察し，適宜，水分摂取を勧めることが必要である．このように脱水あるいは脱水傾向にある高齢者は歩行時にふらつきやすく，加えて老眼や白内障などによる視力低下，下肢の筋力やバランス保持能力の低下などによって転倒のリスクが高まるので，ベッド周囲や廊下の環境を整えて，安全な状態で手術を迎えられるようにすることが必要である．

さて，手術適応となる患者の高齢化や併存症の罹患率の上昇，対象疾患の重症化などによって，術後せん妄の発症が増加してきている．文献上では一般的な術後せん妄の発症率は15～30％だと報告[1,2]されているが，図3-10に示したようなリスク因子によって影響を受けるものである．したがって術前から術後せん妄発症リスクをアセスメントし，予防のための看護を実施しておくことが必要である．すなわち，高齢，認知機能障害，心疾患や慢性疾患の既往などがベースにあると，手術侵襲に対する予備能力が低下し，発症しやすくなること．さらに病室・手術室・回復室という環境の変化，不安や疼痛といった心身の苦痛などが加わって，せん妄の発症リスクが高まること．これらに手術という操作や麻酔という薬物刺激などが直接的な因子となって術後せん妄を生じるという機序を理解しておくことが重要である．

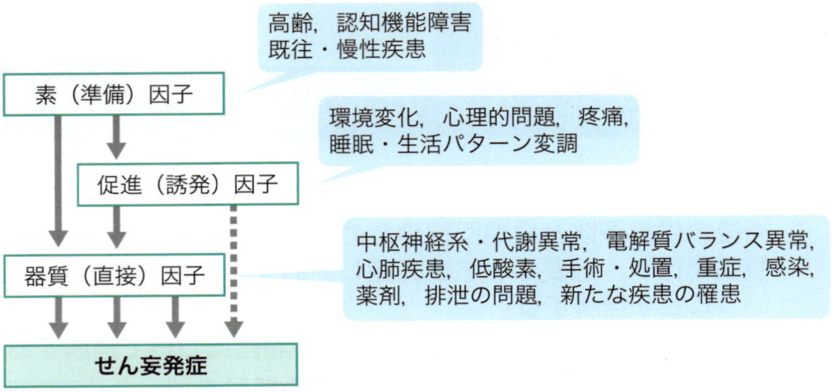

2　術後合併症を予防するための術前看護

図 3-10 術後せん妄発症の諸因子

Lipowski（1990），一瀬（1996），Inouye & Charpentier（1996）らの枠組みを改変

　術前看護としては，図 3-10 に示された準備因子と誘発因子に対するアセスメントを行い，リスクがあるときには次のような予防的ケアを実施する．例えば，認知機能障害のある高齢者には，不安や苛立ちを感じさせないように，スキンシップや笑顔によって安心を感じてもらいながらの繰り返しの説明と確認を行うこと．血圧値や血糖値が異常を示している患者には，それらをコントロールすることによって予備能力を維持しておくこと．入院・手術という環境の変化に対する事前の説明を十分に行うこと．家族の疑問や不安に応え，家族が安心して患者と向かい合えるようにすること．これらによって手術を受ける患者の心身の苦痛が少しでも緩和すれば，十分な睡眠と栄養を確保することが容易になり，術後せん妄の発症リスクが低下すると考えられる．

❷ 術前トレーニング

　看護師は手術を受ける患者が術前から「術後の自分の状態をイメージすることができる」ように，パンフレット類を用いて，術中・術後の主な処置や経過を説明する必要がある．そうすることによって，患者は術前に深呼吸や咳嗽，含嗽，下肢の運動などについて練習（通常，このような練習を術前訓練と呼ぶ）する必要性を理解し，実際に何度か実施することであろう．最初は患者とともに看護師が実際に行ってみせ，適切な方法を指導すると効果的である．

　術前に適切な練習を行った経験のある患者の多くは，術後の処置を容易に理解し，スムーズに実施することができる．全身麻酔で手術を受ける患者に必要な術前練習は，深呼吸法，臥床した状態での含嗽法，創部痛の少ない排痰法，早期離床と深部静脈血栓症を予防するための下肢の運動や体位変換の方法，さらには，トライボール™やスーフル®などの器具を使用した呼吸練習法などがある．

　術前トレーニングの指導時には次の点に留意する．

106

（1）事前に術前練習項目と所要時間を説明し，患者の同意を得ておく．
（2）室内環境（明るさ，動きやすさ，同室者）に配慮する．
（3）患者の目線に合わせた姿勢（椅子に座るなど）で説明する．
（4）平易な言葉を使用する．
（5）練習しないとどのような不都合を生じるかではなく，練習することによって，どのような効果が期待できるかという前向きな表現を使用する．
（6）上手にできたときは，すぐその場でほめて意欲の維持・向上に努める．
（7）練習回数の目安を設定し，疲労しないよう患者のペースに合わせた方法を提示する．

(1) 深呼吸法の基礎知識

▶呼吸運動と呼吸に関する筋（図 3-11, 図 3-12）

a. 吸気時

外肋間筋が肋骨を上外方へ引き上げ，横隔膜が収縮し腹腔側へ下がる．→胸腔が広がる→胸腔内圧が下がり（-6 mmHg ≒ -8.16 cmH_2O [*1]），空気が胸腔へ流入する[3]．

強制吸気時：肩甲舌骨筋，僧帽筋（顎や肩が上がる），外肋間筋，上後鋸筋，胸鎖乳突筋，斜角筋群，大胸筋，小胸筋，肩甲挙筋を利用する．

b. 呼気時

内肋間筋が肋骨を引き下げ，腹筋群の収縮によって腹腔内圧が上昇すると横隔膜が胸腔側へ持ち上がる．→胸腔が縮小する→胸腔内圧が上がり（-2 mmHg ≒ -2.72 cmH_2O [*1]），肺が収縮し空気を排出する[3]．

強制呼気時：内肋間筋，広背筋，前鋸筋，菱形筋，下後鋸筋を利用する．

[*1] 1 mmHg ≒ 1.36 cmH_2O という関係がある．

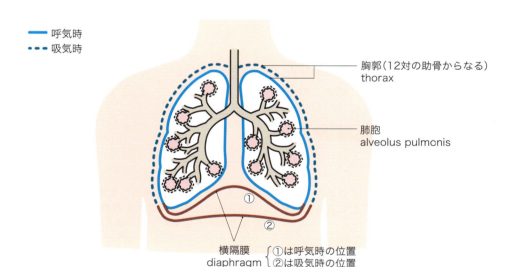

図 3-11 呼吸運動

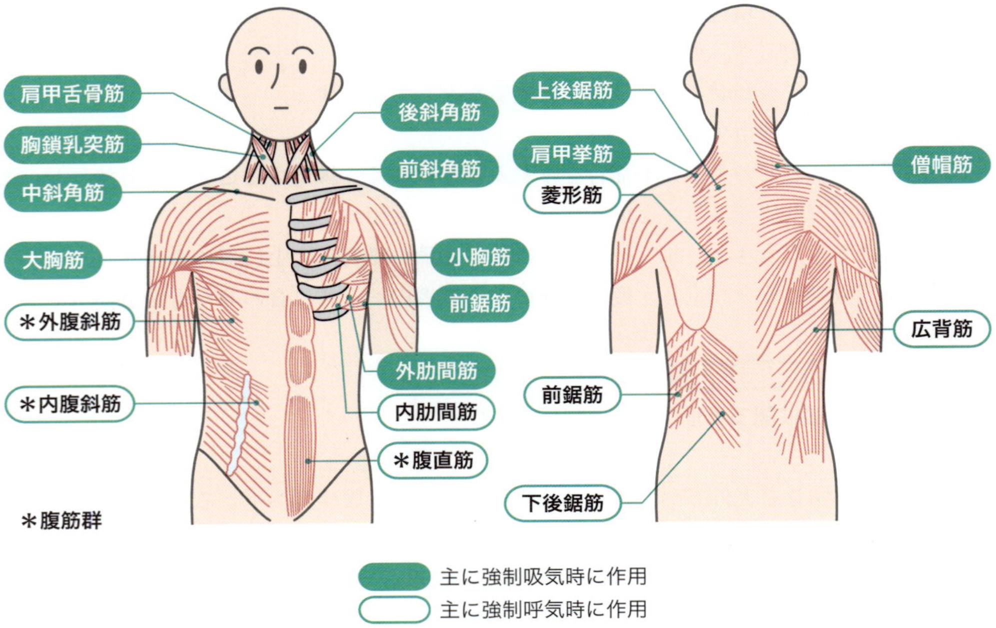

2 術後合併症を予防するための術前看護

図3-12 の筋ラベル：
肩甲舌骨筋／胸鎖乳突筋／中斜角筋／大胸筋／＊外腹斜筋／＊内腹斜筋／＊腹筋群／後斜角筋／前斜角筋／小胸筋／前鋸筋／外肋間筋／内肋間筋／＊腹直筋／上後鋸筋／肩甲挙筋／菱形筋／前鋸筋／下後鋸筋／僧帽筋／広背筋

主に強制吸気時に作用
主に強制呼気時に作用

図 3-12 呼吸に関係する主な筋

➡ リラクセーション（全身弛緩）と呼吸筋のマッサージ

　呼吸筋が緊張した状態だと呼吸運動が円滑に行えず，効率の悪い呼吸になる．したがって，呼吸練習を行う前に，呼吸筋をほぐして安楽な姿勢〔仰臥位，低い枕，膝下に枕，安定した体位，苦痛のない状態（苦痛：息ぐるしさ，疼痛など）〕をとることが必要である．

（2）深呼吸法の目的

①残存している呼吸機能を最大限に保つ
②肺の再膨張の促進，肺胞の虚脱の防止
③術後の肺合併症（無気肺，肺炎）の予防

（3）深呼吸法の原理（図3-13）

吸　気	呼　気
外肋間筋を意識的に利用する．つまり，吸気時に胸郭を意識的に広げることによって吸気量を増加させる．	腹筋・横隔膜を意識的に利用する．つまり，呼気時に上腹部の筋肉を収縮して腹腔内圧を高め肺から空気が出るのを助ける．

（4）術前の深呼吸の練習法

　深呼吸法には腹式呼吸と胸式呼吸がある．一般に腹部の手術をする場合は胸式呼吸を，胸

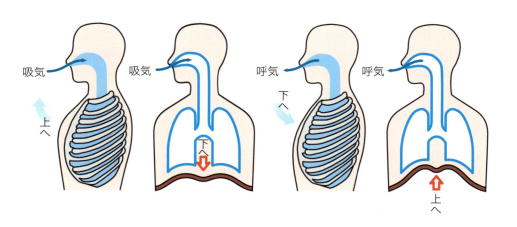

図 3-13 深呼吸法

部の手術をする場合は腹式呼吸を選択する．これは呼吸運動による創部痛が考えられるからである．術後はペインコントロールをしっかり行い，呼吸運動による創部痛の出現がないようにする必要がある．

◆ 腹式呼吸

① 呼吸の目的を平易な言葉で説明し，患者の同意を得る．
  例：傷に負担をかけないようにしながら酸素をたくさん取り込む深呼吸の方法を練習することによって，術後の回復が早まります．深呼吸をすることによりリラックス効果が得られます．
② 深呼吸による腹壁の動きが創部の負担にならないように（創部痛の緩和），創部の周りを患者の手で保護してもらうということを説明する．
③ 最初に十分呼出することが大切で，十分呼出することにより吸気が楽になることを説明する（呼気6秒，吸気3秒が目安であるということを説明する）．
④ 看護師の手を患者の胸部と腹部の上に置き，深呼吸時には腹部の動きに意識を集中するように説明する．
⑤ 口からゆっくり長く，しっかり息をはき出し，次に鼻から息を吸い込んで，腹部にある看護師の手を押し上げるつもりで腹部をふくらませるよう説明する．
⑥ 口からゆっくり長くしっかりはき出せるように，呼気のリズムに合わせて腹部に添えた手で腹部を軽く圧迫し呼出の介助を行う．
⑦ 呼出後は，介助の手をゆるめ，ゆっくり鼻から息を吸うよう説明する．
⑧ 手術前の練習回数の目安は，5回を1セットとして1日に数セットを，疲労しないように患者のペースに合わせた練習方法（回数）を調整する．

➡️ 胸式呼吸

①深呼吸の目的を平易な言葉で説明し，患者の同意を得る．

②深呼吸による腹壁の動きが創部の負担にならないように（創部痛の緩和），創部の周りを患者の手で保護してもらうということを説明する．

③最初に十分呼出することが大切で，十分呼出することにより吸気が楽になることを説明する（呼気6秒，吸気3秒が目安であるということを説明する）．

④看護師の手を患者の胸部両側下方に添えて，深呼吸時には胸郭の動きに意識を集中するように説明する．

⑤口からゆっくり長くしっかりはき出せるように，呼気のリズムに合わせて胸部両側に添えた手で胸郭を軽く圧迫し呼出の介助を行う．

⑥呼出後は，介助の手をゆるめ，胸を十分広げるようにゆっくり鼻から息を吸うよう説明する．

⑦手術前の練習回数の目安は，5回を1セットとして1日に数セットを，疲労しないように患者のペースに合わせた練習方法（回数）を調整する．

▶ p.119 🎥動画 ①深呼吸の実際

(5) 呼吸筋のリラクセーション

深呼吸を行ううえで，呼吸筋が緊張していると効果的な換気ができない．術後は創部痛のため全身の筋肉が硬直しやすい．筋肉の硬直は呼吸抑制をきたし，創部の早期回復にも影響を与える．また，呼吸時に使用する横隔膜や腹横筋は体幹を安定させる働きをもっている．これらの呼吸筋がリラックスできていない状態のときは，深呼吸時の胸郭の可動性を高め，十分な呼吸運動が効果的にできない状態となる．深呼吸に際して，呼吸筋をリラックスできるよう呼吸筋のマッサージを行うことは，深呼吸を効果的に実施するためにも効果がある．

❸ 術前トレーニングとしての含嗽法

(1) 含嗽法の目的

・麻酔薬の影響により増加した痰などの分泌物を除去する．

・麻酔薬や術後の発熱による影響で乾燥している上気道や口腔内の湿潤を整える．

・口腔内の細菌を減少させる．

・口腔内の不快感を軽減する．

(2) 術後の含嗽開始の時期

手術終了後，麻酔が全覚醒し誤嚥の危険がなくなるまでは口腔内清拭を行う．その後，誤嚥の危険がなくなってから，まず口腔内だけで「ぶくぶくうがい」を行う．「ぶくぶくうがい」が上手にできてから咽頭周辺まで清潔にできる「がらがらうがい」を行ってもよい．

(3) 含嗽の方法

〔必要物品〕

・襟元を濡らさないためのタオル（必要時ティッシュペーパー）
・臥床状態でも口腔内に水を注ぐことができる吸い飲み，あるいは，コップと曲がるストロー
・含嗽後の汚水を受けるためのガーグルベースン

〔方　法〕

①含嗽の目的を平易な言葉で説明し，患者の同意を得る．

②襟元が濡れないようにタオルを当てる．

③吸い飲みから注がれた水が患者にとってちょうどよい量になったら，手を軽く挙げたり，瞬きをしたりして合図をしてもらうことを説明する．

④最初は「ぶくぶくうがい」を行い，口腔内をさっぱりさせることを説明する．「ぶくぶくうがい」が上手にできたら「がらがらうがい」を誤嚥しないように行うことを説明する．

⑤顔を看護師側に少し横向けてもらい，ガーグルベースンを隙間なく当てる．原則としてガーグルベースンのくぼんでいるほうを頬に当てることを説明する．

⑥口を開けてもらい，汚水が飛ばないように静かにゆっくりとガーグルベースンに出してもらう．このとき，口腔内の水を舌で押し出すようにするとよいことを説明する．

⑦吸い飲みの上蓋の空気孔を塞ぎ，看護師側の手前の口角から吸い飲みをくわえてもらう．

⑧吸い飲みの上蓋の空気孔の指をはずし，静かに水を注ぎ入れてうがいをしてもらう．

⑨必要時，口腔周囲をタオル，またはティッシュペーパーでふく．

⑩口腔内が気持ちよくなるまで数回行うことを説明する．

▶p.119 🎥動画　②含嗽の実際

❹ 咳嗽による排痰法

(1) 基礎知識

➡生理学的な気道内分泌物の量

　成人では気道内分泌物は生理学的に 100 mL/ 日分泌されており，このうち 10 mL は無意識に嚥下されている．

➡正常な気道の「排出・浄化作用」の要因（図 3-14）

①気道の線毛細胞の運動
②気道内の気流速度
③気道内分泌物の粘稠度と量

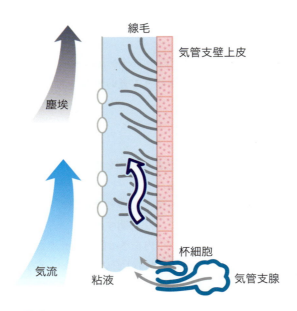

図 3-14 気道内の排出・浄化作用

◆術前トレーニングとして排痰法を行う理由

手術後は，以下の要因により気道の「排出・浄化作用」が障害されるので，術前から効果的な排痰法を練習しておくことが必要である．
① 手術中の気管内チューブ挿入や麻酔薬の使用などによる刺激で分泌物が増加
② 麻酔薬・筋弛緩薬による呼吸筋機能の低下，咳嗽反射の低下
③ 手術創の疼痛・不安による呼吸筋機能の低下，咳嗽反射の低下

◆咳の起こり方（図 3-15）

咳は深い吸気が終わると同時に声門が閉じる．これに引き続いて肋間筋・前鋸筋・腹筋・背筋などの収縮により横隔膜と声門が弛緩して起こる．反射的に生じる咳は，40m/分のスピードで，約 1 L の呼気を約 0.5 秒で出す[4]．

(2) 咳嗽による排痰法の目的

① 咳嗽反射の低下に対する対策
   麻酔薬の影響により痰などの分泌物が増加し，さらに，咳をしようとする反射（咳嗽反射）が低下しているため気道内に痰が溜まりりやすくなっていることへの対策．
② 気道の浄化と無気肺予防
   痰を出すことにより，肺への酸素の取り込みを容易にする．
② 創部を保護しながら咳をする方法を指導することによって，疼痛緩和を図る．

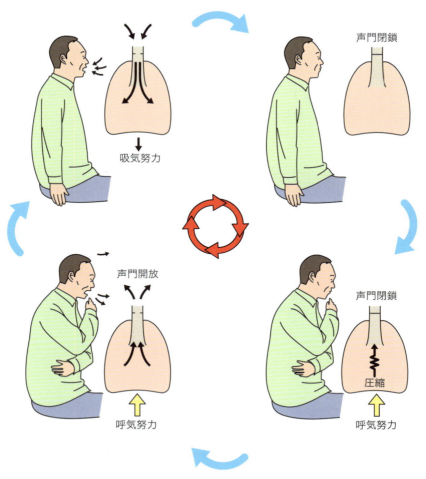

図 3-15 咳の起こり方

(3) 咳嗽による排痰法の原理

　咳嗽法は1回の吸気時に1～2回の咳をする．声門を完全に閉鎖し，腹筋の収縮を得ることによって気道内圧を上昇させて，1回で一気に咳をする方法が最も効果的である．しかし，術後疼痛のために一気に咳ができないときは，1回目の咳で気道分泌物を上気道～口腔内へ運び，2回目の咳で痰を喀出するように行う．術後患者は気道の排出・浄化作用が低下しているが，有効な咳で分泌物排出をかなり促進できる．

(4) 術前患者に対する排痰法の練習法

①排痰法の目的を平易な言葉で説明し，患者の同意を得る．
②口腔内が乾燥しているときには，まず含嗽によって湿潤を与えてから咳による排痰を行うことを説明する．

③深呼吸とその後の咳による腹壁の動きが創部の負担にならないように（創部痛の緩和），創部の周りを患者の手で保護してもらう．

④最初に十分呼出することが大切であり，呼出することにより次に大きく，ゆっくり息を吸い込むことができることを説明する．

⑤息を吸い込んだ後呼吸を1～2秒止めてから「ゴホン」と圧の強い咳を一気にすることを説明する（胸腔内圧を高めて気流速度を得る）．

⑥痰などが排出できたときはティッシュペーパーなどで取り除く．

❺ 器具を用いた呼吸法

（1）器具を用いた呼吸法の対象

➡呼吸機能が低下している患者

スパイロメトリーの%肺活量（% VC）[*2]が80%以下あるいは1秒率（FEV$_1$%）[*3]が70%以下の場合．

[*2] % VC＝予想される肺活量に対する実際の肺活量の%．
[*3] FEV$_1$%＝努力性肺活量に対する，呼出開始から1秒間に吐き出した量の値．

➡高齢患者

通常70歳以上の高齢者．

（2）器具の種類と特徴

健常な肺は（炭酸ガス濃度の高い）空気を呼出することで胸腔を陰圧にし，この圧力で（酸素濃度の高い）空気を吸入している．このときの吸入速度が速いと下気道の血管圧が上昇するため肺胞が膨らみにくくなる．したがって，肺の隅々まで空気（酸素）を吸入するためには肺に残存している（炭酸ガス濃度の高い）空気をできるだけ呼出することが大切である．また，肺胞が膨らむ余裕を残すためにゆっくりと空気を呼出することも大切であり，そのような効果的な呼吸を練習するために図3-16，表3-5のような器具が用いられる．

▶p.119 ■動画 ③トライボール™を用いた呼吸練習

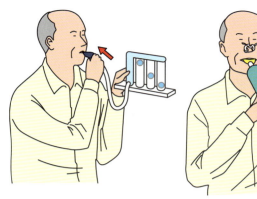
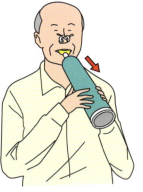
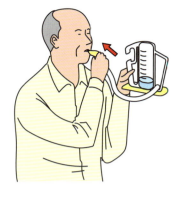

図 3-16 トライボール™(左),スーフル®(中央),コーチ®(右)

表 3-5 呼吸法のトレーニング器具
目　的：術後肺合併症の予防と肺機能の回復

	トライボール™（最大吸気法）	スーフル®（再呼吸法）	コーチ®（最大吸気法）
原理	ゆっくり，一定の速さで持続的に吸入することで，吸気を最大限まで行い，肺胞内に十分な空気を取り入れて拡張させる．	呼気時に抵抗を与えることで，呼出時間を延長し，残気量を減らす．さらに，自分の呼気の一部を再呼吸することによって血中の炭酸ガス濃度を高め，呼吸中枢を刺激して反射的に深呼吸を促す．	ゆっくり，一定の速さで持続的に吸入することで，吸気を最大限まで行い，肺胞内に十分な空気を取り入れて拡張させる．
方法	①マウスピースと口唇の間に隙間がないようにしっかりとくわえる． ②静かにゆっくりと息を吸い続ける． ③玉が上がってきたらそのまま持続して吸い続ける． ＊最初から2〜3個の玉を一気に上げるよりもゆっくり長時間玉を上げ続けていられるほうが効果的な呼吸訓練になる．	①鼻で呼吸しないように，ノーズクリップを鼻に装着する． ②マウスピースをくわえ，軽く歯で固定する． ③音がなるまでゆっくりと長く息を呼出する． ④呼出し終わったら，そのまま息を吸う． ＊上記の動作を1回2〜3分で行い，1日5回以上行うと効果的である．	①マウスピースと口唇の間に隙間がないようにしっかりとくわえる． ②静かにゆっくりと息を吸いつづける． ③できるだけ黄色のマークを「☺」の表示の近くに並ぶようにする． ＊最初に患者に応じた吸気容量を設定しておく．
備考	吸気流量の目安： ボールが最上部にあるときの吸気流量 1個＝　600mL/秒 2個＝　900mL/秒 3個＝1,200mL/秒	呼気抵抗(ピーププレート)の目安： 1 ＝　5cmH₂O 2 ＝ 10cmH₂O 3 ＝ 15cmH₂O 容積は 800 mL	吸気容量の目安： 500mL単位で 500mL〜4,000mLまで設定可能

> **PLUS ONE**
>
> **高齢者に術前指導を行うときのポイント**
>
> 　術前指導は，術後の援助をスムーズに行うために，イメージ化してもらうことが効果的です．例えば，パンフレットや，ビデオを用いた指導を行うことでより理解が深まることでしょう．特に，高齢者に指導を行うときは，認知機能，視覚機能，聴力機能などが低下していることを考慮しましょう．指導時のポイントを以下に述べます．
>
> 　①パンフレットに記載する文字は大きめに，文字数を少なくしましょう．
> 　②指導内容の理解を助けるイラストや写真を選んで，イメージ化しやすくしましょう．
> 　③指導内容は最低限必要な項目に絞りましょう．
> 　④指導内容に集中できるよう，明るく，静かな環境で行いましょう．
> 　⑤指導時は声のトーンを落とし，ゆっくり話しましょう．
> 　⑥一度に多くの指導をしないで，ワンステップごとに高齢者自身が指導内容を納得し，理解されていることを確認してから，次のステップに進みましょう．
> 　⑦「うまくできている」というプラスのストロークは，術前トレーニングの意欲につながります．小さなことでもできたことを褒めるなど，気持ちが前向きになるような声かけをしましょう．

❻ 早期離床のためのトレーニング

（1）下肢の運動

◆目　的

・深部静脈血栓の予防・下肢の静脈のうっ滞予防
・下肢の筋力低下予防
・関節の拘縮予防
・腸蠕動の回復，早期離床・早期回復の促進

◆原　理

　下腿静脈は足底からの環流静脈（前脛骨静脈，後脛骨静脈，腓骨静脈）と筋肉内静脈（腓腹静脈，ヒラメ静脈）に分類できる[5,6]．腓腹筋の腱は踵骨と大腿骨につながっているため膝関節と足関節の運動に，またヒラメ筋は足関節の運動のみに関与している．下腿静脈は末梢であるため，下肢の運動により静脈の筋ポンプ作用を利用して末梢から中枢へ血流を保つことになる．特にヒラメ静脈は血液がうっ滞しやすく，静脈血栓を生じやすい．この部分に血液をうっ滞させないようにすることが深部静脈血栓を予防することにつながる．具体的には，血流量を減少させるために弾性ストッキングを着用し，間欠的空気加圧装置の利用や，下肢の運動による筋ポンプ作用を促すことが必要である．

　また，深部静脈血栓を発症したときは離床直後の活動時に血栓が血管壁から剥離し，血流

にのって肺動脈へ移動すると肺塞栓を引き起こしやすい．したがって離床直後は十分に観察することが必要である．

◆方　法

①下肢の運動による腹壁の緊張が創部の負担にならないように（創部痛の緩和），創部の周りを患者の手で保護してもらう．

②最初は末梢から行うことが大切であり，足指の曲げ伸ばしを行うことを説明する．

③次に足首（足関節）の曲げ伸ばし，および回転運動を行うことを説明する．

④最後に片足ずつ，膝の曲げ伸ばしを行うことを説明する．このとき，創部痛を増強させないように，ベッドに踵を沿わせて膝の屈伸をするよう説明する．

（2）体位変換

◆目　的

・手術後に体の位置を変えることによって生じる痛みを，できるだけ少なくする方法を練習する（体動や体位変換による創痛の緩和）．

・体を動かすことで血液の流れが良くなり腸蠕動の回復や全身の回復を促し，早い段階から起き上がれるようになる（腸蠕動の回復，無気肺の予防，早期離床・早期回復の促進）．

・体を動かすことにより床ずれを予防する（褥瘡予防）．

・立ち上がったときに立ちくらみのない体位変換の方法を練習する（起立性低血圧の予防）．

◆原　理

手術直後は麻酔の影響により同一体位で過ごすことが多くなりがちである．また，ペインコントロールを十分行っているが，体動時の創部や，創痛が出現するのではないかという不安感，身体に挿入されているさまざまなドレーンからの拘束により，動くと管が抜けるのではないかという不安感から，自ら体位変換を行うことが困難な状況である．したがって，手術直後は看護師の介助のもと頻回に体位変換を行う必要がある．特に事前に体圧測定を行うことで，褥瘡発生のリスクを把握し，患者に合った体位変換を行うことが必要である．

一般に体圧測定は仙骨部で行うが，体位によって殿部，大転子部，踵部などでも行う．通常体圧分散寝具を必要とする患者の目安は仰臥位仙骨部体圧が 40 mmHg 以上である[7]．

◆方　法

a．側臥位への移動

①体の向きを変えやすいように，向きたい方向と反対の足を立ててもらう．

②体をねじることによって創部痛が増強しないように，向きたい方向と反対の手で創部の周りを保護してもらう．

③向きたい方向のベッド柵につかまり，立てた足を向きたい方向に倒しながら体をねじらないように体を引き寄せてもらう．

このとき看護師は患者の肩と殿部を支持して，体幹がねじれないように一緒に引き寄せる．

④体位が安定するように背部に大枕をあてる．

b. 座位と立位への援助

①ベッドの高さを調整し，患者の足が床に着く高さにする．

②ベッドのギャッチアップ機能を使用して上半身を90度近くまで挙上する（長座位）．このとき起立性の低血圧が起きないように，ゆっくりと時間をかけて行い，めまいやふらつきがないことを確認する．

③降りる側に身体を寄せてから，足をベッドの下に垂らして端座位になってもらう．介助が必要なときは背部および肩を支える．

④上体を安定させてから，スリッパなどをはき，足がしっかり床に着くことを確認する．

⑤床上生活による筋力低下や起立性低血圧の予防のために，立ち上がる前に足踏みをして体を慣らしてもらう．

⑥めまいやふらつきがないことを確認してから，上半身をやや前傾させ，重心を前方に移動させることにより，腹部に力を入れることなく立位になることができることを説明する．

このとき，ふらつくことにより転倒する危険があるので，必ず看護師が傍に付き添って患者を支える．

PLUS ONE

たばこが身体に与える影響は？[8, 9]

煙に含まれるタールなどの影響で気管支内の線毛運動が抑制されます．さらにたばこは痰を粘稠化させ，喀出困難になります．おおむね術前8週間前には禁煙が奨励され，手術12時間前の喫煙は許されるべきではなく，米国疾病予防管理センターは，術前少なくとも30日の禁煙を奨励しています．また，日本麻酔科学会の「周術期禁煙ガイドライン」でも4週間以上で呼吸器合併症の頻度が低下する，術前2～4週間ほどの短期禁煙でも呼吸器合併症は増加しないとしています[10]．禁煙の効果を以下に述べます．

禁煙が6カ月以上	：免疫機能が回復します．
6週間前以上	：たばこの煙によって障害されていた気管支の線毛運動が回復します．
4週間以上	：術後呼吸器合併症の頻度が減少します．
3週間以上	：術後の創合併症が減少します．
1～2週間前	：たばこによる痰が減少してきます．
2～3日前	：酸素需要が改善します．
18時間以内	：一酸化炭素の血中濃度が低下し，酸素運搬機能が上昇します．

ハフィング（huffing；強制呼出法）とは？

　ハフィングとは声門を開いた状態で強制的に息を呼出する方法です．咳嗽のように一瞬で圧のある咳をするのとは違い，胸腔内圧の上昇を抑えられるため手術後の患者の排痰法に適しています．ハフィングは全肺容量の呼気を使用し，声帯を開いたまま「ハッ，ハッ」と声が出るように早い呼出をすることで気道内の気流速度を上げ，排痰する方法です．

▶術前トレーニングの関連動画 QR コード

　術前トレーニングの関連動画を右の QR コードより確認できます．
①深呼吸の実際
②含嗽の実際
③トライボール™ を用いた呼吸練習

（動画コンテンツの視聴につきましては，詳しくは本書最終頁をご覧ください）

 引用文献

1) Lipowski, Z. J.：Delirium：Acute Confusional States. pp.109-140, Oxford University Press, 1990.
2) Dyer C. B., Ashton C. M., Teasdale T. A.：Postoperative delirium：A review of 80 primary data collection studies. Arch Intern Med, 155（5）：461-465, 1995.
3) 丸中良典：肺の換気．「標準生理学」．第 8 版，小澤瀞司，福田康一郎監修，pp.675-683，医学書院，2015．
4) 山内順子：気道系の構造と機能．「ICU のための新しい肺理学療法」．第 3 版，丸川征四郎編，pp.44-49，メディカ出版，1999．
5) 景山則正，呂彩子，福永龍繁：下腿静脈の走行および構造と深部静脈血栓の関係．Vascular Lab, 2（3）：266-269, 2005.
6) Sugama, J., et al：Reliability and validity of a multi-pad pressure evaluator for pressure ulcer management. Journal of Tissue Viability, 12（4）：148-153, 2002.
7) 須釜淳子，真田弘美・他：褥瘡ケアにおけるマルチパッド型簡易体圧測定器の信頼性と妥当性の検討．日本褥瘡学会誌，2（3）：310-315, 2000．
8) 重松俊之，川添太郎：喫煙と麻酔．臨床麻酔，13（4）：509-515, 1989．
9) 伊藤憲，川前金幸：喫煙はなぜ麻酔・手術に悪いの？．「これだけは知っておきたい周手術期ケア Q&A」．天羽敬祐，岡元和文編，pp.6-7，総合医学社，2004．
10) 日本麻酔科学会：周術期禁煙ガイドライン．2015．
http://www.anesth.or.jp/guide/pdf/20150409-1guidelin.pdf（2019 年 7 月 1 日閲覧）

3 術前の患者と家族の心理面に対する看護

OBJECTIVES

1 術前の患者と家族の心理を理解する

2 術前患者教育のための術前アセスメント項目について理解する

3 心理的ストレス理論の概要を理解し，手術を受ける患者の看護に活用できる

4 危機回避モデルの概要を理解し，手術を受ける患者の看護に活用できる

❶ 術前の患者と家族の心理

　手術目的で入院してきた患者とその家族の心理は，実にさまざまであり，経時的にあるいは状況に応じて変化するものである．特に，手術という大きな出来事を受け入れる決心をして入院してきた術前患者の心理は，複雑で奥深い．一般的には手術をすることによって，現在の苦痛や不快症状が消失するという期待や，悪性腫瘍などを摘出することによって予後が良好になるという期待をもって入院してくる患者が多い．手術に対する不安や恐怖を上回るこのような期待があるからこそ，人は手術を受ける決心をするのである．

　癌告知を外来で受け，手術2日前に入院してきた患者に現在の心境を問うと，「心配してもしょうがない，主治医にまかせるしかない」とか「家族のためにも早く元気にならなければ……」というような回答が多い．なかには「山登りの前の緊張に似た気持ち」などと表現する患者もおり，不安や恐怖を前面に出す患者は少ない．しかし，手術が終了した数日後に，手術前の心境を振り返ってもらうと「死ぬかもしれないと思っていた」「どうしても悪いほうに考えてしまって眠れなかった」「不安を誰かに話すことによって，不安が増すような気がして，自分を納得させる意味でおまかせするしかないと考えるようにした」「苦しむ姿を家族（特に子ども）にみせたくないと思っていた」というような回答が増え，術前の回答と微妙に異なることが多い．

　また，手術を受ける患者家族の不安を不安測定尺度であるSTAI（state-trait anxiety inventory）で測定した研究では，家族の不安は手術当日が最も高く，術後1週間目と退院時には，有意に不安が減少したと報告されている[1]．このような研究結果は，臨床看護師としての体験からも納得できるものであり，特に手術当日までの患者と家族への不安緩和に対する援助が重要であるといえる．この際，患者や家族の多くは自分を理解してくれそうな人，自分たちのニーズに応えてくれそうな人に反応するものであり，1～2日間という短い術前の入院期間のなかで，良好な患者－看護師関係をいかにして築くかが課題である．

　同じ手術を受ける人と同室になった患者は，「連帯感が生まれ一緒に頑張ろうと励まし合うことができてよかった」と話すことが多い．また，すでに手術を終えた人と同室になった

術前患者は，「黙って手術後の患者の様子を観察する人」と，「積極的に情報を得ようと患者や家族に話しかける人」に分かれることが多い.

　いずれにしても，患者の不安の程度や価値観に応じて援助内容や情報提供量を変えるほうが，心理面に対する看護介入効果が高いということが多くの研究で実証されており，看護師の適切なアセスメントが重要であるといえる.

PLUS ONE

患者‐看護師関係の成立にいかすナースの自己開示

　医療従事者の自己開示について最初に研究したジュラード（Jourard, S.）は，「医療従事者も人間であり，愛と信頼の姿勢に裏打ちされた人間的なやりとりをもっと行うべきだ」と主張しています．ここで言う自己開示とは，個人的な告白だけではなく，むしろ個人的な考えや感じ方などを含む幅広いものです．ディーリング（Deering, C.G.）は，「患者は多くのストレスを受け，人間性を阻害されがちである．患者役割は依存，無力感，退行，孤立を引き起こしやすいということを，看護師はつい見過ごしがちになる．看護師が自己開示することによって，患者との距離を縮め信頼関係を強めることができる」と述べています[2]．例えば，看護師が「単に冷静なアドバイスをしている」と患者が感じたときよりも，「患者と同じような障害に直面したうえでのアドバイスである」と患者が感じたときのほうが，信頼関係は強くなります.

　自己開示の治療的側面は，おおむね次のようなものです．①看護師との距離感を縮め，信頼感を増強する，②孤独感や違和感，自己批判を緩和する，③患者の感情発散を行いやすくする，④患者に対する肯定的感情を表すことによって感情交流がさらに深まり，相互に生きるエネルギーを得ることができる.

　しかし，いやいや自己開示をしたり，過剰に自己開示をすると患者‐看護師関係が壊れ，かえって看護の質の低下を招くことになります．効果的な自己開示を行うためには，以下の点に留意しなければなりません．①常に患者のニーズに注目し，看護師の気分で自己開示しない，②患者の経験と看護師の経験がまったく同じだと考えない，③看護師が問題解決できていないことについては自己開示しない，④常に自己開示の程度に留意し，長々と話さない.

　例えば，病気や手術を自分の人生の一部として受け入れ，前向きに生きる患者の姿勢に感動したことなどを，率直に患者へ語ることによって，信頼関係の確立が早まることでしょう．短くなった術前入院期間における患者‐看護師関係の成立に，コミュニケーション技法のひとつである自己開示を有効に取り入れたいものです.

❷ 術前患者教育のための術前アセスメント

　術前患者教育は，第3章のp.88で述べた術前オリエンテーション中に含まれるものであり，すでにいくつかに関しては述べてきた．ここでは，術前オリエンテーションのなかから特に心理面に焦点を当て，個に応じた術前患者教育を行うための術前アセスメントについて述べる.

Posel, N.[3] は成人の術前患者教育には，次の3つ〔(1)〜(3)〕について術前アセスメントをする必要があると報告している．

高齢患者，特に認知機能が低下している人の場合，質問に対する返答がなかったり，返答するまでに時間がかかったりすることが多い．そのため付き添いの家族に対して話しかけることが多くなる傾向があるが，まず患者としっかり向き合いコミュニケーションに努めることが大切である．その状況に応じて家族とのコミュニケーションを図るときも，適宜高齢患者に視線を向けて表情などを観察しながら総合的アセスメントを行うことが求められる．

(1) 学習者の一般的な特徴

成人の学習者は教えられることの意義を認め，自分自身にとっての意味を見出すことを必要としている．

〔例〕自分にとっての意味を見出しているかをアセスメントする．

・なぜ今回の手術を受けるのか，どのような意味があるのか，についての理解

・計画された手術について自分の言葉で述べられるか

・期待される変化はどのようなものか

などについてアセスメントする．

まず，話の内容が他の患者に聞かれないような環境に対する配慮，落ち着いて会話できるような配慮が重要である．次に，傾聴，受容，共感，支持をベースにした関係づくりに努めながら，指導，助言，環境調整を積極的に行い，できるだけ無駄な時間を費やさないようにする．患者自身にとって意味あることは何かを考えさせ，問題の明確化ができれば，具体的な目標を立てることが容易になる．

高齢者は前期高齢者，後期高齢者，超高齢者（85歳以上，あるいは90歳以上と定義されることもある）といった年代の違いによって，一般的には手術を受ける意味が異なってくると考えられている．例えば，体力も知力も成人と変わらない高齢者であれば，社会のなかで活躍することを望む人が多いと推察される．この場合の手術を受ける意味は，「社会復帰」であり社会との相互作用のなかで自己を活かしていくことが，満足感のある生き方につながることであろう．しかし，高齢者が活動的であり続けるということは受け入れがたく，人は生理的な老化とともに社会との結びつきを減らすことで，自己をみつめ自己の生活範囲のなかや，心の内に満足感を得ていくことになるほうが多くなると推察される．この場合の手術を受ける意味は，「生活の質の維持」に重きが置かれることになるであろう．

高齢者にとっての幸せ（successful aging）とは，どのようなものなのであろうか．看護師は高齢者の話に耳を傾け，その行動を観察し，成人患者とは異なる看護の視点を見出していかなければならない．

(2) 術前患者の特質

年齢，一般的な身体的・精神的コンディション，手術に向かう態度，現在の社会的・家族的状況などについて把握する．

〔例〕年齢に応じた発達課題や心身のコンディションをアセスメントする．

・社会的役割や経済的役割への支障はないか．

・入院前の生活ストレスが入院をきっかけに増強していないか.

・特に高齢者の場合，生への意欲はどうか.

・感覚器系の障害や日常生活動作に支障はないか.

〔例〕家族および日常生活状況をアセスメントする.

・一人住まいか，子どもや他の依存者がいるか

・回復するまでの間，助けてくれる人は誰か

・患者にとってのキーパーソンは誰か

・手術以外に何か心配事があるか

・今までに地域でのヘルスケアや社会サービスを受けたことがあるか，どこで受けることができるかを知っているか

　通常，家族は患者のよき理解者であることが多いが，ときには不仲なことがある．血縁にとらわれることなく患者にとってのキーパーソン（重要他者）を把握し，協力を求めることが必要である.

（3）個人の認知プロセス

　コーピングメカニズム，ストレス反応，恐れと不安，予期的不安と仕事の心配，情報に対する好みと選択，一般的な考えなど.

〔例〕ストレス・コーピングメカニズムをアセスメントする

・ストレスに直面したとき，通常はどのような行動をとっているか

・自分にとってどのような行動が困難な状況を緩和させるか

・自分をリラックスさせるものは何か

・これから起こることをすべて認識すると気分が落ち着くか，不安が増すか

・痛み，麻酔，術後の経過など手術に伴う不安はないか

　患者のコーピングスタイルを確認する際に最も留意すべきことは，患者の態度や行動について批判しないことである．また，適切なコーピングがとれていないために出現するサインは，例えば呼吸困難や動悸，低酸素症などといった身体的問題としてとらえられることも多いので，あらゆる症状について，心理的メカニズムに関する反応かどうかを考えてみる必要がある.

❸ 心理的ストレス理論の活用

　ラザルス（Lazarus, R. S.）とフォルクマン（Folkman, S.）の「心理的ストレス過程」[4, 5]を図3-17に示した.

　ストレッサーは同じであっても，個人のストレス認知が異なればそのストレスに対するコーピングのとり方が異なり，結果として生じるストレス反応もまた異なるというのが，ラザルスらの「心理的ストレス過程」である．スピルバーガー（Spielberger, C.D.）もラザルスと同様に，ストレスを単なる刺激‐反応としてとらえるのではなく，人と環境の関係のなかでとらえ，ストレッサーの大きさよりも「ストレス認知」や「コーピング行動」がストレス反応にとって大きな要因になると考えた1人である.

彼らの理論は手術を受ける患者のストレス反応を理解しようとするときに活用することができる．図 3-17 に示したように認知的評価に影響を与える要因には，人的変数（personal variable）と環境的変数（environmental variable）がある．ラザルスはこれらの変数のなかで，評価の重要な決定因子としてコミットメントと信念の 2 つをあげ，これらは次の 3 点において評価に影響を与えていると述べている．すなわち①「ある出来事に出合い，そこで幸せを感じるために何を重要視するか決める」，②「その出来事を理解して，その人の情動や対処努力を形成する」，③「結果を評価する根拠を作る」である．

まずコミットメントであるが，「コミットメントは人にとって何が重要であるかを表現したものであり，選択の際の基礎になるものである．そして極めて重要な動機的な性質を含んでいるものである」と考えられている．医療従事者は手術というストレッサーを変えることはできないが，手術を受ける患者がその手術を重要なもの，意味をもつものとしてとらえられるように，例えば患者にとって必要な情報を必要なときにわかりやすく提供するということなどは可能である．人は自分にとって意味あるものに対しては耐えることができるのである．

次に信念についてであるが，評価に関する多くの信念があるなかで，ストレス理論に最も影響を与えると考えられているのは，人的統制に関する一般的信念（p.126, PLUS ONE「ストレス評価の大きな要因である一般的信念とは？」参照）である．これは例えば，「重要な結果は自分の力でどの程度統制可能であると信じるかということに関係しており，簡単に変えることのできるものではない．しかし曖昧な状況のなかでは評価に大きな影響を及ぼすものである」と考えられている．ゆえに患者が不十分な情報に基づいた評価をすることは避けるべきであるといえる．

さらにラザルスとフォルクマンはコーピングを状況特異的な行動としてとらえ，"コーピングとは，ストレスを処理する恒常的に変化する認知的・行動的努力である" と定義づけた．すなわちコーピングは自動的な順応反応とは異なり，意識的に努力することを意味するので

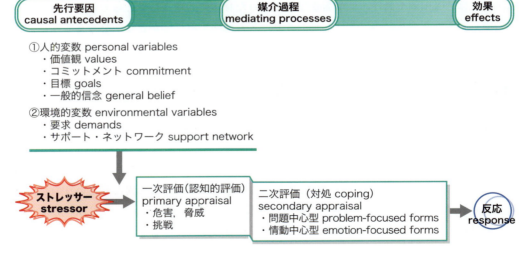

図 3-17 ラザルスとフォルクマンの「心理的ストレス過程」

ある．そしてこれを問題中心型コーピング（problem-focused forms of coping）と情動中心型コーピング（emotion-focused forms of coping）の2つに分類した．ラザルスらはストレスフルな出来事では，問題を解決するために誰かに相談するといったような問題中心型コーピングと，好きな音楽を聞いて過ごすといったような情動中心型コーピングが組み合わされて用いられており，その割合は出来事をどのように認知したかによると述べている．また，これらが適切に組み合わされたときにストレスが軽減するという報告がアウエルバッハ（Auerbach,S.M.）によってなされている．

以上のことから，同じ手術を受ける患者であっても，例えば，「今回の入院や手術は自分の人生において重要である」というコミットメントをもち，「手術の時期や方法など手術に関することは自己コントロールできる」という信念をもつ患者と，「なぜ自分だけが癌になり手術を受けなければならないのか」，「自分は運が悪いのだ」というようなコミットメントや一般的信念をもつ患者では，ストレッサーの認知的評価が異なることが予測できる．前者は手術というストレッサーを「挑戦」ととらえ，後者は「危害・脅威」としてとらえるであろう．そしてストレッサーを「挑戦」と受け止めた患者は，問題解決に向けてのコーピングを積極的にとることができるが，ストレッサーを「危害・脅威」と受け止めた患者は問題中心型のコーピングをとることが困難であることが予測できる．看護師はこの点を十分に理解し，効果的なコーピングがとれない患者については，まず認知的評価を変えるための働きかけを行っていかなければならない．

ラザルスらは認知的評価を変えるための先行要因のひとつに，サポート・ネットワークという環境的変数をあげている．ソーシャル・サポート・ネットワークともいわれるこの要因は，通常，医療従事者以外の人々，例えば患者会のメンバーや家族，友人，同僚，恋人等々である．

サポートの内容としては，愛情・共感・信頼などを提供する「情緒的サポート」，直接的な手助けをする「道具的サポート」，問題にうまく対処するための情報を提供する「情報的サポート」，自己評価や行動の強化に関わるようなフィードバックを行う「評価的サポート」などがある（House：1981 の分類）[6]．特に患者にとっての重要他者から効果的なサポートを得ることができれば，ストレッサーに「挑戦」する気持ちを高めることができると思われる．看護師はこの点を認識し，サポート・ネットワークを含めた看護計画を立案していく必要がある．

ストレッサーを「挑戦」と受け止め，問題中心型のコーピングと情動中心型のコーピングをバランスよく取り入れながら対処していくとき，その患者の心身反応すなわち精神的・身体的健康度は良好であろう．

ストレス評価の大きな要因である一般的信念とは？

　統制力についての一般的信念とは，「自分がどの程度，重要な出来事や結果を統制できると思っているか」ということです．ロッター（Rotter, J.B.）は，人間が一般に自分自身の行動と強化の統制が可能であるという信念をもっているかどうかが，行動を予測するうえで重要な人格変数と考え，この変数をLOC（locus of control）または内的統制対外的統制（internal vs external control）と呼びました[7]．内的統制とは，いろいろな出来事は自分自身の行動に付随しているという信念に基づくものです．これに対して外的統制とは，自分の力ではどうすることもできないもの（運や偶然など）によって支配されているという信念に関係しています．

　これらは状況が曖昧なときに，最大の影響力をもつといわれています．ゆえに，曖昧な状況下での内的統制者は，その状況を自分の力でコントロールできるという認知（挑戦）をもちますが，外的統制者は，自分の力でコントロールできないという認知（脅威）をもつというものです．ゆえにコーピングのとり方も異なってきます．

　図3-18に鎌原らの作成したLOC尺度を提示しました．18～72点の得点範囲のうち，高得点であるほど内的統制であることを意味します（平均±標準偏差50.21±7.56点）．さて，あなたは内的統制者？　外的統制者？

❹ 危機回避モデルの活用

　アグレア（Aguilera, D.C.）とメズイック（Messick, J.M.）[8]が提案した危機回避モデルは，ホメオスタシスの概念に基づいている．すなわち，①出来事に対する現実的な知覚，②適切な社会的サポート，③適切なコーピングメカニズム，という3つのバランス保持要因が保たれているかどうかが危機回避の鍵となる（図3-19）．このモデルによるとストレスフルな状況におかれた人間は，それまでの均衡状態から心身ともに不均衡状態に陥り，均衡回復への切実なニードが出現する．そしてこのときに上記3つのバランス保持要因が存在するかしないかが，危機を回避するか危機に陥るかにかかわるというものである．

　ゆえに術前患者の危機を回避するためには，①手術に対する確かな情報提供がありそれらが理解できていること．このことによって手術に対するその人にとっての意味への認識が促進され，緊張が緩和すると考えられている．②家族や友人からの適切な支援があること．このようなソーシャルサポートは，人数の多さよりも身近で信頼できる存在からのサポートのほうが効果的であり，例えば電話によるサポートよりも顔を合わせてのサポートのほうが，情緒的緊張が緩和するといわれている．③問題中心型コーピングと情動中心型コーピングを適度に組み合わせた適切なコーピング行動がとれていること，などがポイントとなる．看護師はこれらの不足部分を補充したり，弱い部分を強化したりする援助を行うとよい．

以下に18個の項目があります．あなたの感じる度合いを，数字に○印で示してください．
正しい答などはありませんから，感じたままをお答えください．

		そうおもう	ややそうおもう	ややそうおもわない	そうおもわない
1	あなたは，何でもなりゆきにまかせるのが一番だと思いますか	4	3	2	1
2	あなたは，努力すればりっぱな人間になれると思いますか	4	3	2	1
3	あなたは，いっしょうけんめい話せば誰にでもわかってもらえると思いますか	4	3	2	1
4	あなたは，自分の人生を自分自身で決定していると思いますか	4	3	2	1
5	あなたの人生は，運命によって決められていると思いますか	4	3	2	1
6	あなたが，幸福になるか不幸になるかは偶然によって決まると思いますか	4	3	2	1
7	あなたは，自分の身に起こることは自分のおかれている環境によって決定されていると思いますか	4	3	2	1
8	あなたは，どんなに努力しても友人の本当の気持ちを理解することはできないと思いますか	4	3	2	1
9	あなたの人生は，ギャンブルのようなものだと思いますか	4	3	2	1
10	あなたが将来何になるかについて考えることは役に立つと思いますか	4	3	2	1
11	あなたは，努力すればどんなことでも自分の力でできると思いますか	4	3	2	1
12	あなたは，たいていの場合，自分自身で決断した方がよい結果を生むと思いますか	4	3	2	1
13	あなたが幸福になるか不幸になるかは，あなたの努力しだいだと思いますか	4	3	2	1
14	あなたは，自分の一生を思いどおりに生きることができると思いますか	4	3	2	1
15	あなたの将来は，運やチャンスによって決まると思いますか	4	3	2	1
16	あなたは，自分の身に起こることを自分の力ではどうすることもできないと思いますか	4	3	2	1
17	あなたは，努力すれば誰とでも友人になれると思いますか	4	3	2	1
18	あなたが努力するかどうかと，あなたが成功するかどうかとは，あまり関係がないと思いますか	4	3	2	1

＊1，5〜9，15，16，18は逆点項目．

図 3-18 locus of control（LOC）

（鎌原雅彦・他：Locus of control 尺度の作成と信頼性，妥当性の検討．教育心理学研究，30（4）：302-307，1982．をもとに作成）

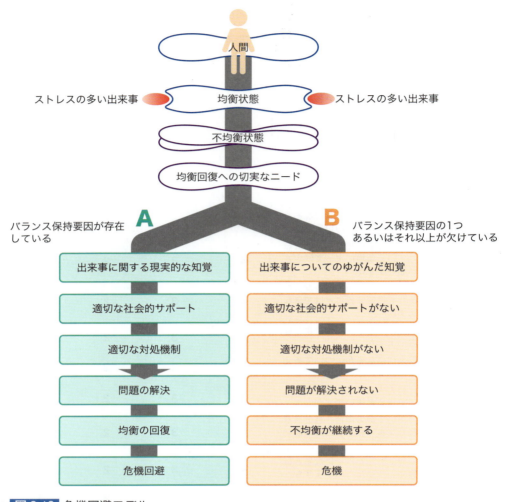

図 3-19 危機回避モデル

引用文献

1) 木村紀美・他：開腹手術を受ける患者家族の STAI の推移．日本看護研究学会雑誌，10（4）：53-59，1988．
2) Deering, C.G.：To speak or not to speak？ Self-disclosure with patients. Am J Nurs, 99（1）：34-39，1999．
3) Posel, N.：Preoperative teaching in the preadmisson clinic. J Nurs Staff Develop, 14（1）：52-56，1998．
4) Lazarus, R.S., Folkman, S.：Stress, Appraisal, and Coping. Springer, 1984.
5) 本明 寛・他（監訳）：ストレスの心理学．実務教育出版，1992．
6) House, J.S.：Work stress and social support. Addison-Wesley, 1981.
7) 鎌原雅彦・他：Locus of control 尺度の作成と信頼性，妥当性の検討．教育心理学研究，30（4）：302-307，1982．
8) Aguilera, D.C., Messick, J.M.：Crisis Intervention：Theory and Methodology. 8th ed., Mosby, 1998.

第4章

手術前日の看護

1 術前処置

OBJECTIVES

1 手術前日の身体的準備について理解する
2 手術前日の患者の心理を推察し，精神的安定を保つための援助を理解する

　看護師は患者が最良の状態で手術を受けられるように，身体的，心理的な看護援助を行わなければならない．

　手術前日の患者には第3章で述べた「術前オリエンテーション」に基づいた以下のような術前処置が行われる．ただし，これらは患者の状態，主治医や施設の方針により異なることもある．ここでは，一般的な腹部手術を行う患者についての術前処置を示す．

❶ 禁飲食

　全身麻酔を受けて手術を行う患者は，通常手術前日の消灯以降あるいは24時以降から固形物は禁食である．水分摂取は手術室入室の2時間前まで可能だが，それ以降は禁止となる．胃を空にすることで麻酔薬の安全性の確保と誤嚥の予防を図るためであるが，長時間の絶飲食は，脱水のリスクや代謝機能異常を生じることが明らかとなった．しかし，現状では24時以降から水分・固形物ともに摂取を禁止している病院が多い．

　既述したように，手術患者の回復力強化（ERAS；enhanced recovery after surgery）によると，前日夕から絶食し，飢餓状態で手術に臨むと血糖値が上がり，体の負担が大きくなることが報告されている．ゆえに固形食は麻酔導入6時間前まで可能とし，炭水化物投与を行うとされており，12.5％の炭水化物含有飲料水を手術前夜に800 mL，麻酔導入2時間前に400 mL摂取させるというものである．この手術患者の回復力強化（ERAS）はわが国

においての検証がいまだ不十分であり，一般化されているわけではないが，大いに参考になると思われる．特に，手術前日の緊張や不安感によって，口渇を訴える高齢者は少なくなく，温かな飲み物で気持ちが落ち着くという効果も期待できる（手術2～3時間前までに飲んでよい飲料"clear fluids"については，p.99を参照のこと）．いずれにせよ，適切な経口摂取を行い，正常な腸管機能を保つことで生体の代謝機能を維持することが，術後の順調な回復にとって非常に重要である．

❷ 消化管のプレパレーション（preparation）

消化管の手術においては，手術中に腸内容物が腹腔内に流出したり，吻合部を汚染したりしないように，術前に消化管を空虚にしておく必要がある．また，大腸に貯留した糞便をそのままにしておくと，開腹手術による術後の腸管麻痺を生じやすい．さらに肝機能障害がある患者，特に肝硬変を有する患者は，大腸に貯留した糞便による血中アンモニア濃度の上昇をきたし，肝性昏睡の引き金になる．このようなことから消化管の手術においては，非常に重要な処置として，浣腸・下剤の内服などの指示が通常，手術前日から出されていた．しかし，ERASによると，結腸切除術患者の経口腸管前処置は，脱水および電解質異常をもたらす可能性があるので行わないことと明記されている[1, 2]．また，縫合不全や術後のイレウスの遷延の可能性を高めることや，心血管系の合併症による死亡率が高いとの報告や高齢者では，脱水や電解質異常を起こす可能性，口渇の増悪も指摘されている[1, 2]．当初は，大腸手術以外については検討中であったが，現在ではさまざまな術式に拡大されてきている．看護師はこのような知識をもって患者の観察を行い，主治医や麻酔科医らと，その患者にとって最も適切な処置を検討していくことが必要である．

❸ 皮膚の準備

皮膚の準備には，体毛の除去（カッティング），臍の処置，入浴，洗髪，爪切りなどがある．

（1）体毛の除去（カッティング）

術前の皮膚の準備には，皮膚上に存在する微生物の数を減らし，術野の消毒効果を確実にし術後の創感染を予防するという目的がある．

体毛の除去に関しては，さまざまな方法がとられており，術野・術式・体毛の濃さにかかわらず施設間で差がみられるのが現状である．特にカミソリを使用し，術野周辺を広く剃毛する方法は，毛根に付着する細菌を取り除くことを最大の目的とし，欧米をはじめわが国でも古くから一般的であった．しかし，1970年代から米国を中心として，カミソリを使用し術野周辺を広く剃毛する方法での除毛は，まったく除毛しなかった例と比較して術後創感染の発症率がむしろ高いという研究報告が続いた．剃毛後の手術創感染率は5.6％，一方，まったく除毛しなかった例では手術創感染率は0.6％，また手術直前に行った剃毛での感染率は

3.1％，24 時間以内に行ったケースでは 7.1％，24 時間以上前に行ったケースでは 20％というデータがある．この結果は，剃毛に使用したカミソリによって皮膚に小さな傷ができ，皮膚の統合性が障害されて，菌の侵入を許し，感染を引き起こしたからである．さらに時間が経過するほど感染率は高くなるという理由からである[3]．

　数々の研究報告後，米国では急速にカミソリを使用した剃毛が行われなくなった．1982年には，CDC（Centers for Disease Control and Prevention：米国疾病予防センター）が，手術部位周辺の体毛が濃く，手術の妨げになると考えられる場合を除いて除毛は行わないよう勧告し，1986 年には体毛は，はさみでカットするか，脱毛クリームで除去するようにという推奨を出した．どうしても剃毛が必要な場合は，手術室に入室して執刀直前に行う．これは先述した時間の経過と感染発生率の上昇に関係している[4]．

　現在，わが国でも電気バリカンやはさみでのカッティング，脱毛クリームが使用されるようになり，カミソリを使用し術野周辺を広く剃毛する方法での除毛は，みられなくなった．しかしながら，電気バリカンでも皮膚の微小な損傷はつくられるという報告や，脱毛クリームでは皮膚の損傷はみられないが，リンパ球の浸潤がみられ正常に戻るのに 3 日を要したという報告[5]があることから考えると，剃毛のみならず除毛方法，除毛の必要性を根本的に見直すことが必要である．手術前日には手術部位周辺の体毛のチェックを行うだけとし，剛毛や陰毛などの除去が必要な場合は，手術室へ申し送って，手術直前に実施することが望ましい．

　図 4-1 に手術部位別の体毛チェック部位を示した．

（2）臍の処置（臍の清潔）

　「臍のゴマを取ると，風邪を引く，お腹が痛くなる」という言い伝えを信じる一部の人は入浴時にも臍にまったく手を触れず，その清潔が保たれていない場合がある．患者が納得して処置が受けられるような説明が必要である．

　必要物品は，オリーブ油，綿棒，ティッシュペーパー，微温湯などである．

①臍の処置の目的と方法，所要時間を説明し，プライバシーの確保を図る．
　患者への説明の例：「臍部をオリーブ油で拭くことによって，垢を取り除き，手術中の細菌感染を予防します．2 ～ 3 分間で終わります」
②垢が硬く大きい場合もあるため，綿棒にオリーブ油をたっぷりとつけ臍部の垢に浸透させるようにする．
③数分後，綿棒で垢を静かにぬぐいさる（この間に体毛のチェックを行うとよい）．
④臍部やその周辺についたオリーブ油を微温湯で拭く．
⑤処置が終了したことを伝え，入浴を促し全身の清潔を図る．

　臍の清潔が保たれ十分に消毒されていれば，腹部正中切開の場合に臍部を切開することは可能である．しかし通常は垢の多い場所であることを考慮して臍部を避けて切開する．

（3）入浴（シャワー，清拭）

　入浴（シャワー，清拭），洗髪は，術中・術後の清潔保持と感染防止のために必要である．
　手術によっては，しばらく浴槽での入浴ができないこともあり，術前の入浴は患者の身体

1 術前処置

腹部（胃，結腸など）　乳頭線～恥骨上部まで

腹部ほか（胆嚢，肝臓）　乳頭線～上前腸骨棘と右側背部

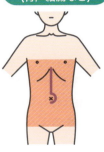
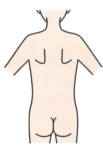
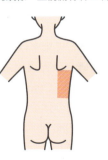

―線は，胃切除術の切開創の例（臍上部までの場合もある）

―線は，胆嚢摘出術の切開創の例
┈線は，肝右葉切除術の切開創の例

腹部ほか

a 食道：頸部～恥骨上部までと上腕，および後頸部，背部，切開側の腋窩と上腕後面まで

b 直腸：心窩部～大腿上部と腰・殿部

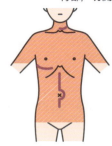
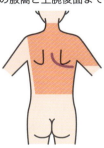
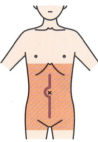
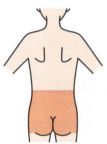

―線は，右開胸食道切除術・胃管再建術の切開創の例（腹部は臍上部までの場合もある）

―線は，直腸低位前方切除術の切開創の例

c 鼠径部：臍上部～大腿上部

陰部・肛門部 ほか

痔：陰部・肛門部

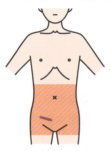
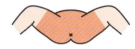

―線は，鼠径ヘルニア根治術の切開創の例

図 4-1 術前の体毛チェック部位（斜線印の部分）

| 胸　部 ほか | 肺：鎖骨上部〜臍上部と切開側の腋窩，上腕および切開側の背部正中線まで |

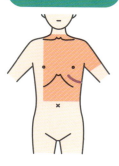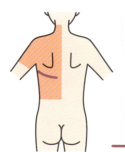

― 線は，後側方開胸肺切除術の切開創の例

| 乳房部 | 鎖骨上部〜臍上部と患側の腋窩，上腕まで
（皮膚移植で腹部を使用する場合は，恥骨上部まで） |

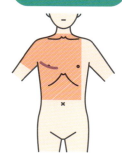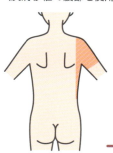

― 線は，非定型的乳房切除術の切開創の例

| 側腹部
（腎臓，副腎など） | 乳頭線〜患側恥骨部〜大腿上部までと背部正中線から健側へ5〜6 cm |

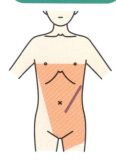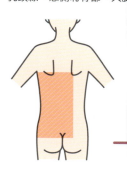

― 線は，腰部斜切開による腎臓摘出術の切開創の例

図 4-1 （つづき）

的準備だけではなく，心理的な面へのケアでもある．しばらくは入浴できないからといって，長湯をしてしまうと，途中で気分不快を起こすことも十分考えられるため，無理をしないように，また入浴後には風邪などひかないように保温について説明する．

(4) 爪切り

爪切りは，患者自身による皮膚の損傷，事故防止のために必要である．硬くなった趾（足指）の爪が柔らかくなり，切りやすくなるので入浴後に行うことが望ましい．

(5) 物品の準備

手術前・後に必要な物品をオリエンテーション時に説明しているはずなので，チェックリストに沿って確認を行う．例えば，「手術室から帰ったらすぐに使う物品」とか「術後1日目に使う物品」などと話し合いながら，一つひとつ確認を行い，患者と看護師が術前の時間を共有することで，患者の不安などに対する心理面へのケアにもつながる．看護師は，必要物品の準備には，ただ確認するという行為のみならず，そこには患者への心理的ケアも含まれていることを認識する必要がある．

引用文献

1) 太田博文・他：大腸癌手術症例に対する術後回復強化（Enhanced Recovery After Surgery：ERAS）プロトコールの安全性と有効性の検討．日本大腸肛門病会誌，64：214-223，2011．
2) 岩坂日出男：術後の回復力強化プロトコル（ERAS）．Anesthesia 21 Century, 12 (2-37)：35-40, 2010. (2333-2338).
3) Seropian, R., Reynolds, B.M.：Wound infections after preoperative depilatory versus razor preparation. Am. J. Surg., 121（3）：251-254, 1971.
4) Simmons, B.P.：Guideline for prevention of surgical wound infections. Guideline for the preventionand control of nosocomial infections, U.S. department of health and human service, public health service,centers for disease control, center for infections disease, Atlanta, 1982.（實川佐太郎・永井　勲（共訳）：院内感染防止と対策のためのガイドライン，pp.89-106，アイ・シー・アイ ファーマー，1986．）
5) Hamilton, H.W., Hamilton, K.R., Lone, F.J.：Preoperative hair removal. Canad. J. Surg., 20（3）：269-275, 1977.

2　手術室看護師による術前訪問

OBJECTIVES

1 手術室看護師による術前訪問の目的を理解する

2 手術室看護師による患者と家族に対する術前の看護を理解する

　手術室看護師にとって術前訪問は欠かすことのできない術前看護のひとつである．ここで得た情報に基づいて手術室においても病棟と同様に，個々の看護計画を立案し，安全・安楽に手術が実施されるよう，さまざまな援助が行われる．

❶ 術前訪問の目的

(1) 手術前に病室訪問をし，患者の全身状態を把握する．

(2) 患者との面接・対話によって心理状態を把握し，抱いている不安や緊張を緩和するとともに信頼関係を築く．

(3) 患者の治療への参加を促す．

(4) 術前・術中・術後の看護展開のための資料とし，個別性に応じた看護ケアを実践する．

❷ 術前訪問時の情報収集

（1）手術申し込み用紙（術前情報用紙）から得る情報

図 4-2 は，手術室看護師と麻酔科医が術前訪問時に使用するものである．あらかじめ以下の項目に関する情報を得てから，患者と面接する．

(1) 患者氏名・性別・年齢

(2) 手術月日，手術開始時間

(3) 診断名，手術名，手術所要時間

(4) 麻酔の種類・体位

(5) 感染症の有無

(6) 血液型

(7) 一般状態（血液・尿などの検査結果：表 4-1 参照）

(8) 身長，体重

(9) 既往歴（手術・輸血経験の有無）

2 手術室看護師による術前訪問

<table>
<tr><td colspan="2" align="center">**術前情報用紙**</td><td align="right">20XX.X.XX</td></tr>
</table>

手術日　月　　日（　）［　　　］室　8：30〜（　　　〜　　　）東・西　階　科　術前収集者

患者名	様　　歳　男　女　**感染症**　　**血液型**　　　**不規則抗体**

術前訪問（実施　・　未実施：不在　術前外来　・　当日入院　・　外来患者　・　緊急手術　）同伴入室（　無　・　有　）

クリニカルパスの使用：　無　・　有　**（名称**　　　　　　　　　　　　　　　　　　　**）**

クリニカルパスの属性の確認：□　実施者名（　　　　　　）	予定手術時間　　　　　時間　　　　　分

体位	仰　腹（右・左）側　砕石　ﾗﾊﾟｺﾛﾝ（　　　　　）	**麻酔**	全　硬　脊　硬脊　局　静脈　仙骨
疾患名	（右・左）	**術式**	（右・左）
既往歴		**手術歴**	
内服薬			
検査項目 **（　／　）**	TP（　　　）ALB（　　　　）Hb（　　　）PLT（　　　　）	**身長・体重**	cm/　　　　kg
意識レベル	（清明　・レベル：　　　　　　　　） **モビライザー**註**移動**（不要　・　要　）Or　腹臥位にて使用		
アレルギー	ヨード・ネグミン（無・有）　薬剤（無・有：　　　　　　　）アルコール（無・有） ラテックスフリー対応（無・有）　食物（無・有：　　　　　）		

視力障害：無・有　聴力障害：無・有（補聴器：有　　　　）
皮膚障害：無・有　運動障害：無・有（　　　　　　　　　　）
瞳孔不同：無・有　　　言語障害：無・有
しびれ　：無・有（　　　　　　　）疼痛：無・有（　　　）
シャント：無・有（右・左）装着品：無・有（　　　　　　　）
☆耳栓：無・有（右・左）
★剃毛の同意（脳外）：無・有（部分・全部）

テープかぶれ	（無・有）対応策（　　　　　　　　）
DVT評価	0〜1：低　　2〜4：中　　5〜：高
問診記載	：有（−）、（＋：＿＿＿＿＿＿＿＿＿＿） ：無　確認必要
迅速	：有　・　無
X−P	：有（　胸部・腹部・　　　　　　　） ：無　確認必要　　医師了承済み
輸血	：有（自己血 CPD　・　自己血 MAP 　　　自己血 FFP　・　自己フィブリン糊） ：T&S（赤血球濃厚液 L-R［RCC-LR］ 　　　新鮮凍結血漿 L-R・血小板 L-R・ 　　　クリオプレシピテート・回収血・ 　　　希釈血） ：無
薬剤	：

看護師	
担当医	
麻酔科医	
帰室場所	病棟：　東　西　　階　・ICU・ACC

体温測定開始時　　　　　℃

説明と同意 手術部ｵﾘｴﾝﾃｰｼｮﾝ入力：　完了　・　当日入力

共有事項	その日の部屋役割・手術進行・体位・翌日の術前の有無・セミナー研修・　　　…etc
	術後抗生剤オーダー：無・有（　　　　　　　　　　）　　**術後訪問実施予定看護師（　　　　　　）**

図 4-2 術前情報用紙（岐阜大学版）

註）電動患者移送システム.

予定訪問日（　　月　　日（　　））予定訪問者（　　　　　　）　　術後訪問実施者（　　　　　　）

・術前の要望とその対応　有・無

・退室時の状態（ルート、神経障害・皮膚障害などを記載）
体位固定時間〔　　：　　～　　：　　〕

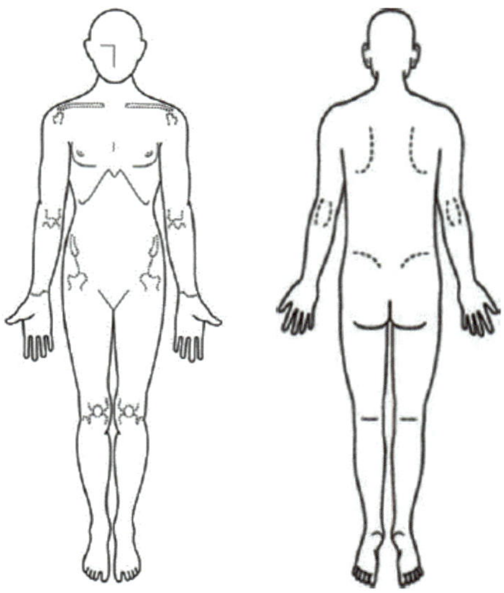

・術中の問題、トラブル　有・無

術後訪問日（　　月　　日）術後（　　）日目
（観察項目）

1、術後訪問時の状態・経過

2、手術室での対応（術前の要望に対する対応など）　□良　□不良　□不明　　　　　　□妥当　□問題あり

3、環境　気になったこと　□光　□音　□室温　□におい　□医療者の会話　□なし　　　□妥当　□問題あり

4、術前訪問の内容　□理解できた　□できなかった　□わからない　　　　　　　　　　□妥当　□問題あり

5、術後皮膚トラブル　□有　□無　　　　　　　　　　　　　　　　　　　　　　　　□妥当　□問題あり

6、術後神経障害・運動障害　□有　□無　　　　　　　　　　　　　　　　　　　　　□妥当　□問題あり

7、その他、手術室への意見　□有　□特になし　　　　　　　　　　　　　　　　　　□妥当　□問題あり

○カンファレンスでの共有の必要性　□有　□無

○その他、スタッフの術後訪問に関する意見・要望・感想などがあれば記載してください。

図4-2　（つづき）

2 手術室看護師による術前訪問

表 4-1 主な術前検査と目的

血液一般検査	▷ 貧血・血液凝固機能・骨髄機能・感染の有無
血清電解質	▷ 体液電解質の濃度から代謝状態の評価
総蛋白分画，肝機能，血漿浸透圧	▷ 栄養状態の評価，肝機能，循環機能
血液型	▷ 血液製剤補給の準備
出血時間，凝固時間	▷ 出血傾向の評価
肺活量，肺機能検査	▷ 肺の伸展性の評価
胸部Ｘ線単純撮影	▷ 肺野の所見，心臓の所見
心電図	▷ 心臓の所見
尿量，尿比重	▷ 排泄状態の評価，水分摂取量の目安
検尿（蛋白，糖，ケトン，潜血）	▷ 糖尿病，腎疾患，感染，出血などの判定
検便	▷ 消化管の出血の有無
BUN，クレアチニン，PSP	▷ 腎機能の評価
抗菌薬テスト	▷ 術中・術後の抗菌薬使用の準備
消毒液，絆創膏のパッチテスト	▷ 術中・術後の消毒，絆創膏使用の準備
HB，梅毒，結核，MRSA，HIV，HCV	▷ 感染症の有無

（2）医師カルテ，主治医から得る情報

(1) 手術についての説明，患者の反応

(2) クリニカルパスからの入院診療計画

(3) 手術同意書の有無

(4) 手術当日の輸血準備の有無

(5) 特別に準備する手術器械の有無

(6) 既往歴，術前異常所見
   治療経過と現在使用中の薬

(7) 胸部Ｘ線写真
   陰影の有無，気管の偏位，心胸比

(8) 心電図（ECG）所見

(9) 呼吸機能
   肺機能検査結果，ガス分析結果

(10) アレルギーの有無
   造影剤・局所麻酔薬・抗菌薬，その他絆創膏・消毒薬のパッチテスト

(11) 血液検査
   最新の検査結果の把握

(3) 看護カルテ，受け持ち看護師から得る情報

(1) 性格
(2) 日常生活の把握（看護援助上での問題点と対策）
・食事，睡眠，排泄，清潔
・障害の有無（言語，聴力，視力，運動機能）
・メガネ・コンタクト・補聴器などの使用の有無
・義歯の有無
・喫煙の有無
・感染症の有無
・アレルギー・特異体質の有無
・その他
(3) 術前訓練の状況
(4) 手術に対する患者の理解度
(5) 病気などについて看護師・家族・医師間で統一されていることの有無

(4) 患者・家族との面接から得る情報

(1) 病気・手術に対する理解度（患者と家族の双方）
(2) 目的に沿った必要物品の準備
(3) 手術月日，開始時間の確認
(4) 皮膚発赤のリスクスコア評価（図4-3）

手術予定時間	
3	1h 未満
2	1〜3h
1	3〜5h
0	5h 以上

体型	
2	普通
1	やや痩せ型
0	痩せ型・肥満型

栄養状態	
3	非常に良好
2	良好
1	やや不良
0	不良

皮膚の湿潤度	
3	めったに湿っていない
2	時々湿っている
1	たいてい湿っている
0	常に湿っている

アレルギー	
1	無
0	有（アトピーなど）

皮膚の強さ	
絆創膏や消毒液にかぶれたことがある？	
0	YES
2	NO

判定内容（数字が高いほど患者の状態良好）
A 0〜4 全て要対策
B 5〜7 要観察
C 8〜12 全て要注意（場合によっては対策を！）

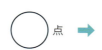

判定スコア 〇点 →

図4-3 術前訪問 皮膚発赤のリスクスコア評価

消毒薬や絆創膏によって皮膚の発赤を起こしやすいか否かを判定する.

(5) ラテックスアレルギーの有無の確認

手術では滅菌手袋やドレーンなどゴム製品を用いることがあるため,事前に確認し,使用物品の変更が必要であるかを把握しておく.

(6) 緊張感・不安感の把握

患者によっては説明をしすぎることにより,さらに不安を増すこともあるので,事前に病棟看護師から情報を得て性格や現在の心理状態を把握しておく.

(7) 運動制限や身体的障害の有無の確認

術中は患者が自分の意志で体位をとることができず,苦痛を訴えることもできないことを十分に認識し,情報収集する.また患者と家族からの質問に答え,手術に関する不安緩和に努める.

高齢患者の術前訪問で特に留意すべきことは,次のようなことである.

・高齢者は何かしら既往をもっていることが多いため,カルテから既往歴を確認した後,現在の症状や合併症,後遺症などの有無と状況を知る.これによって,手術台への移動方法やマンシェットや対極板(電気メスの熱傷予防)などの装着部位についても検討する.例えば,

(1) 脳梗塞の既往があり,後遺症で麻痺を生じた高齢者であった場合には,片側であれば健側より移動を,両側であれば電動患者移送システムやロールボードを使用し,患者が自分で移動しなくても移動を行えるように援助をする計画を立案する.

(2) 人工関節置換の手術既往があり,金属の人工物が体内に埋め込まれている高齢者であった場合は,人工物の挿入部位の対側に対極板を装着し,人工物への電気の流れを防ぐ計画を立案する(なお,人工物の埋め込みのない患者の場合は,術野の近くで対極板貼付部分を十分確保できる部位を選択して装着する).

・挿管時に影響がないように,義歯の有無や歯のぐらつきなどがないか確認する.

・円背や仙骨部・殿部などの骨突出がないか確認する.

円背の高齢患者には,背部下にクッションやマットなど看護用品を挿入し,安楽な姿勢を保持する計画を立案する.

❸ 術前訪問時の看護

(1) 術前訪問の流れ

①訪問は原則として手術前日とする(訪問前に病棟に連絡し,許可を得る).

②ナースステーションに行き,主任看護師または受け持ち看護師へ「手術室看護の○○です」と術前訪問に来たことを伝える.

③患者に自己紹介と術前訪問の目的について説明をする.

④面接が終了したら,自分が手術に立ち合うので再び会えることを伝え,励ましの言葉を掛けて退室する.

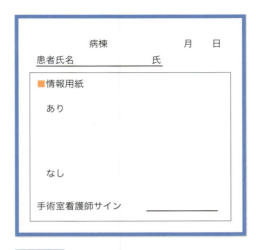

図 4-4 患者情報提供用紙

⑤ナースステーションで患者情報提供用紙を記入し，申し送りをする（図 4-4）（術前訪問が終了したことを伝える）．
⑥手術室に帰って看護計画の立案をする．

(2) 術前オリエンテーションの内容（図 4-5）

①手術室入室時間
②手術室内部の様子や雰囲気
③手術室入室から退室までの流れ
④手術室入室後の処置の内容と方法
　脱衣，血管確保，マンシェット，ECG モニターの装着，膀胱留置カテーテルの挿入
⑤麻酔の種類と方法
　胃切除術の場合など，多くの場合は硬膜外麻酔と全身麻酔の併用なのでその目的や体位のとり方などについて説明する．
⑥安全のための抑制
⑦手術中の体位固定方法
⑧術中の家族の待合室
⑨術中・術後の家族への対応
　術後すぐに手術経過・結果について医師より説明があることを伝える．

全身麻酔・硬膜外麻酔用

手術を受ける患者さんへ

手術当日に行うことをご説明します。

1. **手術室入室から、モニターをつけるまで**
　　手術室入口で名前の確認を行ってから手術室に入ります。はじめに安全確認として、患者さん・主治医・麻酔科医・看護師で共に手術をする体の場所・左右、アレルギーの有無を確認し手術ベッドに移動します。その後名前の認証を行うためネームバンドを外します。次に血圧計・心電図モニター・酸素モニターをつけます。点滴をつけていない場合は、腕から点滴を取ります。

2. **硬膜外麻酔について**
　　体の左側を下にして横を向き、背中をえびのように丸くする姿勢をとります。（当日も看護師が説明します）
　　麻酔科医師が背中を消毒し、局所麻酔を行ってから背骨の間に細いチューブを留置します。
　　チューブが適切な位置に入ったら、消毒を拭き取り、寝返り等でチューブがずれないようにチューブを背中にテープを貼ります。その後仰向けに戻り、氷で体に触れて麻酔の効果（範囲）を確認します。

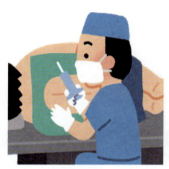

3. **全身麻酔が始まるまで**
　　麻酔科医師が顔に酸素マスクを当てます。酸素が流れているので深呼吸をして下さい。麻酔科医師が点滴から麻酔薬を入れると徐々に眠くなります。（眠ってからは麻酔を覚ますまで、途中で目が覚めることはありません。）その後、麻酔科医師が呼吸を助けるためのチューブを口（または鼻）から入れます。

4. **麻酔がかかってから手術が終わるまで**
　　尿を出すための管や点滴を入れ、深部静脈血栓症予防のための器具を足につけます。また手術に適した体位をとり手術する部位の消毒をします。
　　電気メスを使用する場合は電気を機械本体に返すパッドを体に貼り、手術の準備が整ったら診療科医師・麻酔科医師・看護師で安全確認のため名前・手術の内容・手術部位が正しいことを確認してから手術を開始します。手術終了後は体内遺残予防のために、必要に応じて手術を行った範囲のレントゲン写真を撮ります。

図 4-5 術前オリエンテーション用紙（岐阜大学版）

5. 手術が終わってから、病棟に戻るまで

　麻酔科医と看護師が麻酔の覚め具合を確認するため名前を呼びます。のどにチューブが入っているため声は出ませんがゆっくり深呼吸をしてください。徐々に麻酔が覚め握手や呼びかけにうなずくことができたら、のどのチューブを抜きます。抜いた後は声が出ます。この際、手術ベッドからの転落予防のために抑制帯を使用して手足を固定しています。

　血圧や呼吸状態が安定したら、体に付けていたモニター類を外し帰室用ベッドに移動します。その後着物を整え、ネームバンドをつけてから病棟または集中治療室（ICU）へ向かいます。

6. 注意事項

- 次のものは手術に影響があるため外して下さい。
  貼り薬（湿布など）・マニキュア類・アクセサリー（指輪・ピアス）・眼鏡・かつら
  補聴器・入れ歯・コンタクトレンズ
- ペースメーカー・ニトロダーム・インプラント（埋め込み型金属）・エクステンション（つけ毛）がついている場合は手術室看護師にお伝えください。
- 手術中に医師からご家族の方へ説明がある場合は、病棟の看護師から連絡がありますので、3階手術室前へお越し下さい。手術室の看護師が「手術説明室」へご案内します。
- 緊急手術等により、当日の担当看護師・入室時間が変更になることがありますが、あらかじめご了承ください。
- 手術室では看護師が必ずそばにいます。分からない事・不安な事がありましたら、何でもお尋ね下さい。またご要望があれば手術室看護師にお伝えください。

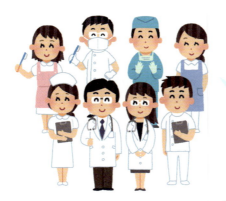

患者さんの手術が、安全かつ円滑に進行するよう、診療科医師・麻酔科医師・ME技士・看護師で取り組んでいます。
よろしくお願いいたします。

説明日：　　　月　　　日
説明看護師（　　　　　）
手術担当看護師（　　　・　　　）
岐阜大学医学部附属病院手術部　平成28年4月改訂

図 4-5　（つづき）

3 麻酔科医による術前訪問

OBJECTIVES
1 麻酔科医による術前訪問の目的と情報収集の視点を理解する
2 麻酔科医によるインフォームド・コンセントについて理解する

　患者への手術療法と術後の管理は外科医の役割であるが，手術中の患者管理は主に麻酔科医の役割である．ゆえに麻酔科医は，手術室看護師と同様に術前訪問を実施し，主治医，病棟看護師，手術室看護師らとともに，患者の心身状態や麻酔，手術侵襲などについて検討する．

❶ 麻酔科医による術前訪問の主な目的

(1) 患者に最も適した前投薬と麻酔法を選択する．
(2) 麻酔に関する十分な説明を行い，患者の同意を得る．
(3) 患者との信頼関係を確立する．

❷ 麻酔科医による術前訪問の実際

　麻酔科医が必要とする情報は，外科医が必要とする情報あるいは手術室看護師が必要とする情報と重複する部分がかなりあるが，麻酔科医として特に確認しておかなければならない以下の情報について，カルテや問診により詳細に収集する．

◆カルテや画像診断類からの情報収集
・年齢，体格，既往歴（糖尿病，高血圧，狭心症，喘息，甲状腺疾患，脳血管疾患など），嗜好品（タバコ，アルコール），現病歴，術前検査結果などから一般状態を把握し，合併症の有無を把握する．
・手術部位と内容，輸血の予定（自己血の有無），主治医からの術前・術後の指示内容などを把握する．
・胸部 X 線写真から心胸比を算出（図 4-6）したり，胸水や肺うっ血の有無，気管や気管支・横隔膜の形態などを把握する．
・心電図から心拍数，不整脈の有無，ST波・T波の異常の有無などを把握する．

◆診察（気管内挿管による全身麻酔と硬膜外麻酔が予定されている患者の場合）
・頭頸部の観察：瞳孔の大きさと瞳孔反射，口腔の開き具合や顎関節の具合，義歯や歯牙欠損の有無，鼻呼吸の状態，頭部前屈・後屈の程度，嗄声の有無などを把握する．

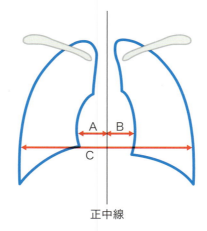

心胸比（CTR）＝正中線から左右の心臓の遠位端までの距離の和÷胸腔の最大径×100

立位で50%以下が正常　$\dfrac{A+B}{C} \times 100$

図 4-6 胸部 X 線写真による心胸比（cardiothoracic ratio：CTR）の算出

- 胸腹部の観察：視診（姿勢・呼吸状態・皮膚の状態），触診（肝腫大），聴診（呼吸音・心音）の実施．
- 腰背部の観察：硬膜外麻酔時の体位が可能かどうかを確認する．
- 四肢の観察：関節運動障害の有無，輸液のための静脈の確認，動脈ラインのためのアレンテスト（p.146，PLUS ONE「アレン（Allen）テストとは？」参照），足背動脈の触診などを行う．
- 問診：患者や家族の手術歴，アレルギー（薬物，食物，ラテックス，金属）の有無などを確認する．

➡麻酔に関するインフォームド・コンセント

　多くの場合，麻酔科医による術前訪問は，手術前日の午後〜夕方である．先述した内容に関する情報収集や診察を行った後で，各病院で作成された麻酔承諾書にそって，以下のような説明がなされる．

- 前投薬の内容と方法，麻酔の方法，手術中の全身管理の方法
- 麻酔導入時や術中・術直後の麻酔による合併症（歯牙欠損，悪性高熱，嗄声など）の危険性とその対策

　個室で患者とその家族に対して十分な説明を行った後，麻酔について考える時間的余裕をとったうえで，同意が得られるかどうかを確認することが望ましい．現状では病室で説明を行いながら患者からの質問に回答し，その場ですぐに麻酔承諾書にサインをもらうことが多い．

　病棟の受け持ち看護師はできるだけ麻酔科医に同伴し，患者の心身状態を観察しながら説明内容の補足を行ったり，時には患者の代弁者になったりすることが必要である．看護師が同席することは，患者の心理面の看護を考え，実践するための情報を得るよい機会でもある．

PLUS ONE

アレン（Allen）テストとは？

　手術室では動脈に留置したカテーテルから観血的，持続的に血圧を測定することが多く，その際，表在性で側副血行路の多い橈骨動脈を用いることが多いです．皮膚上から操作することが容易で，もし橈骨動脈を閉塞しても側副血行路から手指への血液供給が可能だからです．アレンテストは，橈骨動脈が閉塞した場合の側副血行路の状態を知るために行われます．

　①麻酔科医の指による圧迫で，患者の橈骨動脈と尺骨動脈を閉塞します．
　②腕を頭上に上げ，患者の手が白くなるまで手指を握ったり開いたりさせます．
　③手が白くなったら尺骨動脈の圧迫をやめ，手指が通常の色にもどるまでの時間を測ります．

　7〜10秒以内で通常の色にもどれば正常であり，14秒以上を要した場合は側副血行路が不十分だと判定します．

PLUS ONE

薬剤師による術前訪問と薬剤管理指導業務

　外科病棟担当の薬剤師がいる病院では，患者が入院すると薬剤師が病室を訪問し，手術前日までに次のような薬剤指導を実施します．①患者の持参薬および主治医から指示された薬剤に関する指導．②手術前日の睡眠剤に関する指導．③術後の疼痛に関する薬剤指導（硬膜外持続注入薬の作用・副作用，患者希望時の鎮痛薬についてなど）．④術後の輸液や抗菌薬，腸蠕動促進薬などに関する指導．

　指導後は医療チームの誰もが情報を活用できるように，指導内容や患者の反応などを医師カルテに記入しておきます．

　以上のような薬剤師による薬剤管理指導は，薬剤管理指導料を算定している病院（厚生労働大臣が定める施設基準に適合しているとして，都道府県知事の承認を得た保険医療機関に入院中の患者に限って算定できる）の多くで実施されています．その主な目的は，①患者への服薬指導を通して薬物療法の大切さと，適切な使用方法を理解させる，②入院時の持参薬や健康食品などを正確に把握し，副作用や相互作用などを医師へフィードバックして医薬品の適正使用を進めることです．

　薬剤管理指導業務の診療報酬は，1988年4月に入院調剤技術基本料100点（月1回）が新設されてから，徐々に点数が引き上げられてきました．現在は2018年4月の診療報酬改定によって，薬剤管理指導料は週1回に限り380点*（月4回まで）になっています．1点10円なので3,800円ということになります．

*特に安全管理が必要な医薬品使用患者の場合（抗悪性腫瘍薬，免疫抑制剤，不整脈用薬，抗てんかん薬，血液凝固阻止薬，ジギタリス製剤，テオフィリン製剤，カリウム製剤（注射薬に限る），精神神経用剤，糖尿病用剤，膵臓ホルモン薬または抗HIV薬）．

手術を受ける患者の自己概念

　自己概念（self-concept）は，①ボディイメージ，②自己尊重，③役割遂行，④個人的アイデンティティなどから構成されます．

　手術を受けることになるとは思ってもいなかったときに形成されていた「自分自身の身体についての概念」すなわち「ボディイメージ」は，過去の知覚とその時点での知覚に基づいて形成されたものです．ゆえに，手術や加齢，外傷などによって身体が形態的・機能的に変化した場合，「ボディイメージ」は新しい感覚や経験によって変化していきます．この際，自己概念の構成要素である上記の4つが相互に影響を及ぼし，人格的自己に対してプラスに働いたりマイナスに働いたりします．

　例えば，人工肛門造設術や四肢切断術など外見が変化する手術を受ける患者や，子宮摘出術や乳房切除術など女性の象徴だと考えられている部分を喪失する手術を受ける患者の場合，自尊心の低下や理想とする自己像を達成できない悲しみなどから，身体的自己を否定的にとらえるだけでなく，人格的自己をも否定的にとらえるようになっていくことが多いといわれています．

　しかし例えば，手術で変化したのは外見だけであって，内面の女性らしさは今までの自分と変わらないことを常に認識できる乳房切除術を受けた患者や，変化した外見を補う補助具に適応した四肢切断術を受けた患者などは，新しい価値観や新しい自己概念を獲得し大きな成長をとげることも多いのです．

　同じ手術を受ける患者であっても，手術によって変化する部位や大きさ，機能変化の程度，さらに患者にとっての重要他者の反応や，医療従事者からの情報提供などによって，自己概念に及ぶ影響は異なるものです．

　以上のことを術前から意識しながらケアにあたることによって，看護師は患者の言動の変化に早く気づき，患者の気持ちを見守ったり，支持したり，適切な情報提供を行ったりすることができるでしょう．

第5章

手術当日の看護

1 手術当日の患者と家族に対する看護

OBJECTIVES

1 手術当日の身体的準備について理解する
2 手術当日の患者の心理を推察し，精神的安定を保つための援助を理解する
3 患者の家族の心理を推察し，精神的安定を保つための援助を理解する

① 看護目標と期待される結果

　手術当日の患者と家族に対する看護は，これまでの患者と家族に関する情報と，術前の医師の指示を確認して立案された看護計画に基づいて行われる．一般的には，入院時に立案された次のような看護目標を継続して看護を展開する．

〔術前の看護目標〕
　(1) 手術に対する患者と家族の不安・恐怖・心配・葛藤が軽減する．
　(2) 手術のための患者の役割行動を理解し，術前トレーニングや術前処置を積極的に実践できる．
　(3) 家族が患者を支えるための行動を理解し，積極的に実践できる．
〔術前の看護目標に対する手術当日に期待される結果〕
　(1)－1. 患者と家族が手術に対する不安や心配を無理に隠すことなく言動で表現し，周囲の支持を受け止めることができる．
　　　－2. 患者と家族から手術の成功を期待するといった意味合いの言葉が聞かれる．
　　　－3. 患者から気分はだいたい落ち着いているといった意味合いの言葉が聞かれる．

（2）患者が術前オリエンテーションの説明に従って，清潔・排泄・着替え・指輪やピアスなどの除去などの行動がとれる.

（3）－1. 家族が術前の面会時に貴重品を預かったり，スキンシップなどによる患者の励まし行動がとれる.

　　　－2. 家族が手術終了まで待合室で待機していることを患者に伝えることができる.

❷ 患者と家族に対する心理的援助

　手術当日は，面会時間外であっても術前に家族との面会が可能であることを事前に説明しておくことが必要である. 患者の家族は早朝から数人で面会に来ることが多い. 手術当日は面会人によって必要以上の刺激を受けないほうがよいので，できれば患者が会いたいと希望している人に限定するほうがよい. 看護師はそのような家族にねぎらいの言葉をかけながら，手術室へ向かう時間を伝え，手術室の前まで患者と一緒に行くことができるということを伝える. 多くの場合，術前に家族との一時をもてることは，患者にとっても家族にとっても精神的な癒しを得ることになる. 個室ではない患者の場合は，カーテンを引くなど環境に対する配慮を行う.

　手術が長時間に及ぶと伝えられている患者の家族のなかには，一度自宅へ帰り手術終了近くになったら再び病院へ来たいという人もいる. このような場合は，通常，手術中には何が起きるかわからないこと，手術時間はあくまでも予定であり状況によって変わることがあることを話し，いつでもすぐに連絡がつく病院の中にいてほしいということを伝える. 通常，家族は手術の待合室で待機し，手術終了時に手術室内の個室で主治医から摘出した検体（例えば切除した胃など）を提示されながら，実施された手術の説明を受けるということを伝えておく. その後，麻酔が覚醒あるいは半覚醒した時点で，患者が病棟に戻るので面会が可能であるということも伝えておく. このように患者の家族に対しては，手術当日の経時的概要を再度伝えておくと，家族としての役割行動がとりやすく，患者のために何かをなしえたという気持ちをもてることが多い.

❸ 身体的準備に関する援助

◆ 絶飲食と内服薬の確認

　全身麻酔で手術を受ける患者は，手術前夜の消灯後（21 時頃）から固形物は禁食で，水分は 24 時以降で禁止になるが，通常，手術当日の経口薬は主治医あるいは麻酔科医から内服の指示があったものを水とともに内服できる. しかし，抗凝固薬や抗血小板薬を服用している場合は，手術中に大出血や止血困難をきたす恐れがある. そのため主治医あるいは麻酔科医の指示のもと，術前からある一定期間服薬を中止または減量するなどの対処が必要である.

◆ バイタルサインの測定と睡眠状況の確認

　手術当日は緊張のために通常よりも血圧が上昇する患者が多い. その患者にとっての正常

範囲の値を確認し，異常値であった場合には深呼吸を行った後，再度測定する．術前のバイタルサイン値は術後の値との比較検討において重要である．

また，前日に睡眠剤を内服したかどうか，十分な睡眠がとれたかどうかを確認する．

◆ 清　潔

朝の洗顔，口腔ケア，化粧やマニキュアの除去，ひげ剃りを済ませたことを確認する．

◆ 排　泄

早朝の排便の有無・量・残便感を確認し，十分に排便されていないようであれば指示された浣腸を実施する．

手術室に向かう前に排尿を済ませておくことを説明する．

◆ 着替え

下着はショーツ1枚だけとし，病棟で準備した手術着に着替える．手術着ではなく患者の寝間着に着替える場合は，手術室に入室するとすぐに裸になるので着脱のしやすいものがよい．

◆ 身のまわり品の除去

眼鏡，コンタクトレンズ，時計，ネックレスなどの貴重品は家族に保管してもらうとよい．義歯はすべてはずし水の入った容器に保管する．総入れ歯である患者の場合，義歯をはずすことによって顔貌が変わるので手術室へ行く直前まで，あるいは手術室入室まではずしたがらないことがある．できるだけ患者の希望に応え，義歯を装着したままで手術室へ入室する場合は，そのことを確実に手術室看護師へ申し送る．また，難聴患者の場合の補聴器は装着したまま手術室へ入室するほうがよい．手術室看護師や麻酔科医とのスムーズなコミュニケーションは患者にとって重要だからである．補聴器を装着していることを，チェックリストに記入し確実に申し送る．

◆ 輸　液

午前中の早い時間帯の手術であれば手術室で実施することが多い．そうでない場合には朝から輸液を開始（末梢静脈の確保）し，その輸液を実施しながら手術室へ向かう．通常20 Gの留置針（チューブ）が用いられ，留置針が挿入された部位と，その挿入日時を明記しておく．

脱水や低栄養状態などの異常がある患者の場合は，"補正輸液"として補正しなければならない内容（電解質，栄養，微量元素など）を含んだ輸液が指示される．そのような異常がなく，尿と不感蒸泄として失われる水分と電解質に対する輸液を"維持輸液"という．維持輸液で重要なのは水分とナトリウム，カリウムである．

例えば「ソリタ®-T 3号（Solita®-T No.3）」は，経口摂取不能または不十分な患者に対する水分と電解質の維持輸液である．副作用として急速投与時の脳浮腫，肺水腫，高カリウム血症などがあるので，指示された滴下数（通常は80〜120 mL/hr）を維持することが重要である．なお，維持輸液ではない通常の輸液速度は成人の場合300〜500 mL/hrである．

◆前投薬（プレメディケーション premedication）

　麻酔の前に実施される薬物投与のことを前投薬という．手術患者の回復力強化（ERAS）では前投薬を用いないことを推奨している[1]．術前の抗不安薬は「術後せん妄」につながること，手術や疼痛に対する不安は前投薬では軽減しないこと，また，長時間型の鎮静薬（オピオイドなど）や長時間作用型睡眠薬は，かえって術後の回復を妨げるという報告がなされている．看護師は術前に手術や麻酔，疼痛，早期離床などに関する十分な情報を患者に提供し，不安の緩和に努めなければならない．

第5章 手術当日の看護

151

2 手術室看護師への引き継ぎ

OBJECTIVE

1 手術室看護師への引き継ぎ事項とその根拠を理解する

① 引き継ぎ事項

　術前の身体的準備の実施状況は，「手術患者のチェックリスト」（表 5-1）などに基づいて手術室看護師へ引き継がれ，看護が継続される．感染症の有無や身体の清潔などいくつかの項目については，手術数日前〜前日に実施するので，終了した時点で丸印やチェック印を記入するが，手術当日に患者の担当となった看護師によって最終確認がなされる．以下に引き継ぎが必要な項目とその根拠を示した．

◆氏名，年齢，性別，病棟

　患者本人と相違ないことを確認するために必要である．

◆血液型，感染症

・血液型は輸血検査伝票で確認する：異型輸血を防ぐために必要である．
・感染症は検査伝票で確認する：感染症をもつ患者の手術の場合は，手術患者の感染症が他の手術患者へ波及しないための対策と，すべての医療関係者が感染症患者から感染を受けないための対策，および感染症廃棄物を安全に廃棄することが大切である．感染症の種類によってその対策が異なるため，感染症の有無をできるだけ早期に確認することが必要である．感染症が認められた場合は検出部位とその種類を，事前に手術室へ連絡しておくことが必要である．

◆アレルギー

　絆創膏のパッチテストの結果や，薬品・消毒薬のアレルギーテストの結果を確認し，アレルギー症状が出るものの使用を避けるために必要である．その他のアレルギーとして，特に卵・牛乳の食物アレルギーの有無を確認する．麻酔導入薬には蛋白質からなるものがあり，卵や牛乳でアレルギー症状が出る患者の場合，アレルギーショックを起こす危険性があるので必ず確認することが必要である．

◆身体の清潔

・入浴（シャワー，清拭），洗髪，口腔ケア，臍部ケア：術中・術後の清潔保持と感染防止のために必要である．
・爪切り：患者自身による皮膚の損傷，事故防止のために必要である．
・マニキュア，化粧の除去：爪床色，顔色はチアノーゼの有無やショック状態を知るうえ

表 5-1 手術患者のチェックリスト

■ 手術患者のチェックリスト ■

病棟名 ＿＿＿＿＿＿＿＿＿＿

患者氏名 ＿＿＿＿＿＿＿＿＿　病名 ＿＿＿＿＿＿＿＿＿　血液型 ＿＿＿ 型　Rh ＿＿＿

生年月日・年齢 ＿＿＿（　歳）感染症（該当するものがあれば○）[HB・HCV・Wa 氏・TB・緑膿菌・その他]

項　目	実施内容
1．アレルギー	（有・無）絆創膏，消毒液，その他
2．身体の清潔	マニキュア除去，爪切り，化粧の除去，臍，口腔，入浴，洗髪，清拭
3．手術野の除毛	（有・無）部位（　　　　　　）
4．絶飲食	🍵＿＿日＿＿時から　🍴＿＿日＿＿時から
5．最終排尿	自尿・導尿・留置 　　　🕐時刻＿＿時＿＿分　／量：＿＿mL　残尿感の（有・無）
6．本日の排便	（有・無）浣腸＿＿時＿＿分（薬剤　　　　　　）
7．胃管	（有・無）サイズ（　　　　　）
8．身のまわり品の除去	ヘアピン，補聴器，コンタクトレンズ，メガネ，ネックレス，時計，指輪，金銭，下着，義歯（無・有 [除去，不可]），さし歯（部位　　　　）
9．プレメディケーション	（有・無）🕐時刻　　　　　・薬品名及び量　　・投与方法 　　　　　＿＿時＿＿分　＿＿＿＿＿＿＿＿＿　＿＿＿＿＿＿＿＿ 　　　　　　　　　　　＿＿＿＿＿＿＿＿＿　＿＿＿＿＿＿＿＿
10．プレメディケーション前後のVS測定	前　BP＿＿mmHg　P＿＿（整・不）R＿＿（整・不）T＿＿℃ 後　BP＿＿mmHg　P＿＿（整・不）R＿＿（整・不）T＿＿℃
11．手術当日の輸液，輸血	量（　　　　）開始時間（　時　　分）針の種類とサイズ（　　　　）
12．心身上の問題点	1．既往症（有・無）2．機能障害（有・無）3．身体的特徴（有・無） 4．手術経験（有・無）5．手術に対する受けとめ方・反応（　　　　） 6．その他（　　　　）
13．手術室持参品	ID カード，診療録，X 線フィルム，体温表，手術・麻酔承諾書，ネームバンド（有・無），血液（　　　），その他（　　　）
14．家族を待合室へ案内	（未・済）
備　考	 　　　　　　　　　　　　　　　　　　担当看護師：サイン

での指標となるので必要である.

◆手術野の体毛チェック

手術部位の皮膚消毒を確実にするために除毛（剃毛）が必要だといわれてきたが，除毛時に皮膚を傷つけると微生物の繁殖の場となり逆に創傷感染を起こす原因となる．手術操作の支障となるような剛毛がある場合などは，皮膚を傷つけないようにはさみによるカッティン

グを行うなどの工夫が必要になる．体毛チェックの状況を引き継いで，除毛が必要なときは手術室入室後に実施することが望ましい．

◆絶飲食

麻酔導入時に胃に内容物が残っていると誤嚥性肺炎[*1]が起こりやすいので，指示された絶飲食時間が守られたかどうかの確認が必要である．

[*1] 誤嚥性肺炎：麻酔後に胃に内容物が残っていると，逆流した際に喉頭の反射が消失しているので誤って気管内に入る可能性がある．強い酸性の胃内容物のため，誤嚥すると重篤な肺炎が起こる．

◆最終排尿時間と排尿量，排尿方法（自尿，導尿，留置）

膀胱内を空にすることによって術中の尿失禁を防ぎ，術野を不潔にすることを防ぐ．また，腹腔内臓器の視野を確保して偶発的な膀胱損傷を防ぐために排尿状況を知ることが必要である．最終排尿時間は，手術中の排尿誘導や導尿の目安となるために必要である．

・留置カテーテル挿入中の場合は，挿入日，カテーテルのサイズ，固定水の量，手術当日の尿量と測定時間を記述する．

◆最終排便の月日，時刻，方法（自然，下剤，浣腸）

排便コントロールは，術後の腸管麻痺を予防するために重要であり，とくに手術当日の排便状況を把握することが必要である．下部消化管の手術時は術野の汚染防止や腹膜炎予防のために術前浣腸が指示されるので，その後の排便状況を確認することが必要である．

◆身のまわり品の除去

・ヘアピン：電気メスによる熱傷の防止，皮膚損傷の防止，また，術中頭部 X 線撮影時の診断の妨げを防ぐために除去したことを確認することが必要である．

・義歯の除去，差し歯・動揺歯の有無：開口操作時に歯を破損したり抜去したりする危険性があり，このことによって気道閉塞を起こすことを防ぐために確認が必要である．状況に応じて手術室で除去する場合もある．

◆手術当日の輸液・輸血

その種類と開始時間および投与量を知ることによって，術中の水分出納バランス（in-out バランス）を確実にするために必要である．

◆心身上の問題点，その他

患者の心身の苦痛が最小の状態で手術が実施されるように，以下の項目を確認しておくことが必要である．

・既往歴：喘息の有無を確認し，「有」の場合は最終発作の年月日を確認する．糖尿病の場合は最終血糖値を確認する．その他，手術・麻酔の侵襲に影響を及ぼすと考えられる疾患について確認する．

・機能障害：知覚・運動・言語障害の有無を確認する．

- 身体的特徴：関節の変形や拘縮などの有無を確認する．手術体位への影響や移送方法などを検討する．
- 手術歴：手術経験の有無を確認し，「有」の場合は手術名・年月日を確認する．過去の手術で体験した問題を確認して事前に回避する対策をとることが必要である．
- 手術に対する受け止め方・反応：不安や緊張感などについて，患者の言葉や看護師が観察した表情などを具体的に記述する．
- その他：「羞恥心が強い」など日頃患者が訴えていることや，看護師が観察して感じていることなどがあれば記述する．

◆手術室への持参物品[*2]

- ID カード：indentification card（識別カード・身元保証カード・診察券）と ID バンドがあることを確認する．
- 外来・入院カルテの両方があることを確認する．
- X 線写真，心電図があることを確認する．
- 手術承諾書，麻酔承諾書，輸血が予定されている場合は輸血承諾書があることを確認する．
- 「お守り」など患者が日頃大切にしている物を手術室に持参することにより，患者自身が安心して手術に臨める場合は，その持参物を確認しチェックリストに記述しておく．

[*2] 電子カルテが導入された病院ではカルテを持参する必要はない．手術承諾書などもスキャナーでカルテに取り込まれていれば持参しなくてもよい．

❷ 手術室への患者の移送と引き継ぎの実際

手術予定時間の 30 分前に手術室に到着する．歩行可能な患者は歩行での手術室入室となる．手術室の前まで同行した家族が，患者へのスキンシップや声かけができるように配慮する必要がある．

手術室の引き継ぎ場所では最初に患者の氏名を確認する．その後，麻酔科医と直接介助看護師が患者の誘導（移送）を担当し，間接介助看護師が病棟からの引き継ぎを受ける役割を担うことが多い．血液型や感染症については検査伝票に記載されている結果を示し，病棟看護師と手術室看護師の双方で確認しながら申し送る．手術承諾書や麻酔承諾書も同様に実際の書類を示しながら申し送る．

歩行で入室した患者の場合は，引き継ぎ場所で手術室用の清潔なスリッパに履き替え，髪をキャップあるいは三角巾で覆ってから麻酔科医，直接介助看護師とともに所定の室へ向かう．

この時点で，まだ家族が手術の待合室についての説明を受けていない場合は，その場所へ案内し，最寄りのトイレや公衆電話などの場所についても説明する．

📖 引用文献

1) Lassen, K., Soop, M., Nygren, J., et al.：Consensus review of optimal perioperative care in colorectal surgery：Enhanced Recovery After Surgey（ERAS）Group recommendations. Arch Surg, 144：961-969, 2009.

第6章

術前の
看護過程の展開

看護過程の展開

OBJECTIVE

胃部分切除術を受ける患者の看護過程から，術前の看護を理解する

❶ 事例

(1) 患者の概要

患者氏名	：T・T さん，67 歳，男性
診断名	：胃癌（Ⅱa＋Ⅱc）
身長・体重	：163 cm，65 kg（3 カ月で 3 kg 増）
家族構成	：妻（60 歳），長女（28 歳）と 3 人暮らし．
職　業	：定年退職，元会社役員
嗜　好	：飲酒　ビール中瓶 1 本 / 日，喫煙　45 年間 20 本 / 日，3 カ月前から禁煙
アレルギー	：なし
性　格	：几帳面（妻より）
既往歴	：50 歳頃　胃潰瘍で内科的治療
	60 歳頃　境界型糖尿病（食事・運動指導を受けたことがある．内服加療なし）
家族歴	：家族で手術を受けた人はいない．
趣　味	：登山，ゴルフ，スケッチ

(2) 患者の経過

➡外来受診から入院までの経過

a．現病歴

3 カ月前より心窩部痛，黒色便を認めた．近医を受診したところ，上部消化管内視鏡検査

で胃癌と診断された．禁煙を勧められすぐに禁煙した．痰はよく出せる．1カ月前，精査・加療目的で大学病院に紹介され，手術の方針が決まった．手術の2日前に外科に入院となった．

b. 外来での検査結果

・胃透視：胃体中部後壁に隆起性病変を認める．ヒダの集中を認める．隆起内に陥凹性の変化を認める．早期胃癌Ⅱa＋Ⅱc[*1]，SM[*2]浸潤と考えられた．

・胃内視鏡：胃体中部後壁にⅡa＋Ⅱc病変を認める．深達度はSM深部，EUS（endoscopic ultrasoundscopy：超音波内視鏡検査）では，一部MP[*3]にかかる疑いがある．

・胃生検：adenocarcinoma（Group 5）[*4]（＊1〜＊4についてはpp.29-30参照）

・下部内視鏡検査：S状結腸に4mm大のポリープがあり，ポリープ切除術polypectomy：ポリペクトミーを行った．

・腹部CT：胃癌，明らかな転移を認めず．

傍大動脈領域に短径4mmまでのリンパ節を認める．胃後壁と思われる領域に限局性に造影増強効果が目立つ領域がある．腹水は認めない．

・感染症：ワッセルマン反応（－），HBs抗原（－），HCV抗体（－），HIV抗原（－）

・血液データ：

（血球算定）

WBC 6,120/μL，RBC 519万/μL，HGB 16.0g/dL，HCT 48.7%，PLT 22.6万/μL

（生化学検査）

TP 6.7g/dL，Alb 4.3g/dL，Na 142mEq/L，Cl 106mEq/L，T-Bil 0.7mg/dL，

AST（GOT）21IU/L，ALT（GPT）33IU/L，BUN 13.4mg/dL，CRE 0.74mg/dL

・スパイロメトリー：肺活量3,710mL，%VC 111.7%，FEV_1% 59.64%，閉塞性換気障害である．

・心電図：異状所見なし．

・出血時間：PT 11.6秒，APTT 25.1秒

胸部CT：異常所見なし．

・胸部X線撮影：心胸郭比（CTR）46%，肺野に浸潤影，結節影を認めず．

c. 外来での病状説明

〔大学病院受診時〕

　腹痛と黒い排便は消化管からの出血だと思います．なぜ症状が出ているかを調べます．まず，胃透視（上部消化管造影）を行って食道から胃・十二指腸の状態を確認してみましょう．そして胃カメラ（胃内視鏡）で胃の中を見て細胞を調べます．また，黒色便があるので腸の中も見てみましょう．ポリープなどがあれば，検査のときに取ります，と説明された．

〔胃内視鏡検査の結果説明〕

　検査中に1カ所の盛り上がった中にくぼみがある部分が見つかりました．その部分をいくつか取って細胞を詳しく調べること，それには1週間かかること，が説明された．

看護過程の展開

〔胃生検の結果説明〕

　胃内視鏡検査から1週間後に本人と妻，長女に対して次のことが説明された．

　説明内容：細胞から癌が見つかったこと，早期癌と考えられるので治療効果が高いこと，治療法はこれからチームで検討するが一番治療効果が高いと考えられるのは手術であること，その他の治療法には抗癌剤を使う化学療法などがあること，手術を受けることを考慮して，手術に必要な検査を行っていくことも説明された．

　説明内容について承諾が得られ，術前検査が行われた．

◆ 入院後から手術までの経過

a．病状説明

　手術の2日前（入院時）に，主治医より患者と妻，長女に対して次のような説明が行われた．

　説明内容：胃の組織を調べた結果，胃の真中くらいから悪性の細胞が確認されました．病名は胃癌です．粘膜下層または筋層に接するような腫瘍であり，内視鏡的切除は適応外ですが，開腹しない腹腔鏡下での手術適応です．手術は，胃を1/2〜2/3切除する腹腔鏡下幽門側胃切除術＋リンパ節郭清術を予定しています．胃体部にある腫瘍を幽門側で切除し，BillrothⅠ法（pp.95-96参照）またはR-Y法で吻合します．最終的には，手術で切除した組織を調べます．胃癌には早期癌と進行癌があり，胃癌の5年生存率は早期癌で90％，進行癌で60％ぐらいです．手術をしてみないとはっきりと言えませんが超音波内視鏡の結果では早期癌の可能性が高いです．結果によって，手術後に化学療法が必要になります．

b．入院後の術前内視鏡再検査

・上部消化管内視鏡検査（胃カメラ）を手術前日に実施．

　胃体中部後壁小彎よりに25mm大のⅡa＋Ⅱc病変あり．口側約1cm部に点墨およびクリップにてマーキング施行．これによって術中に胃壁越しにクリップを触知することができ，病変部の確認が容易になる．

c．経過

　入院直後から術前トレーニングとして深呼吸法と排痰法，体位変換，トライボール™を使用した練習を開始した．Tさんは術前トレーニングの重要性をよく理解しており練習への意欲もあった．

❷ アセスメントと看護診断

　ここでは，外来での経過も考慮した入院後の術前看護の部分に限定し，ロイの適応モデルで看護過程を展開する．術前のアセスメントによって，術後の状況や起こりうるリスクについてある程度の予測をつけ，予測された術後合併症などについて，予防的にかかわっていかなければならない．

（1）アセスメント（表6-1）

表6-1 T・Tさんのアセスメント

		入院時の情報	アセスメント
生理的様式	1)酸素化	O　体温 36.6℃，脈拍 72/分 SpO₂ 97%，肺雑音（−），換気音良好 血圧 118/66mmHg 血液検査：RBC 519万/μL，HGB 16.0g/dL，HCT 48.7%，PLT 22.6万/μL，PT 11.6秒，APTT 25.1秒 胸部X線撮影：CTR 46%，肺野に浸潤影，結節影を認めず． 心電図：異常所見なし 肺機能検査：肺活量 3,710mL，%VC 111.7%，FEV₁% 59.64% 循環器：NYHA分類Ⅰ度 呼吸器：Hugh-Jones分類Ⅰ度，呼吸器症状なし ASA分類 1 S　喫煙歴 45年間20本/日，3カ月前から禁煙しているが，喀痰がある． O　訪室時，パンフレットを読みながらトライボール™を実施している．勢いをつけて3個を一瞬で上げているため，長く上げていることが大切であることを説明した．その後，2個を2秒間上げることができている．しかし，すぐに疲れて上げられなくなる． S　「疲れます．でも頑張ります」	呼吸：術前の肺機能検査では閉塞性換気障害があり，喫煙の影響と考えられる．65歳以上であり，また喫煙指数（20本×45年＝900）も高い．3カ月前に禁煙しているが喀痰があり，気道の浄化不良が考えられる．また術後に，気道内分泌物の増加を引き起こし，繊毛運動が抑制され，呼吸器合併症を起こす可能性が高い． 循環：血圧，胸部X線撮影，心電図いずれも問題なし． 貧血・止血機能：黒色便は現在みられず貧血もない．
	2)栄養	（2週間前の外来で）S　「頑張って栄養を摂取している．少し太った！」 身長・体重：163cm，65kg 血液検査：TP 6.7g/dL，Alb 4.3g/dL，総ビリルビン 0.7mg/dL，AST（GOT）21IU/L，ALT（GPT）33IU/L，γ-GTP 26IU/L，コリンエステラーゼ 338IU/L，総コレステロール 202mg/dL，HDL-C 53mg/dL，GLU 144mg/dL O　体重は3カ月半で3kg増加した． S　「病気になって登山を控えたからだと思います」 S　食欲あり O　部分義歯，上の歯のみ義歯 O　食習慣 3回/日．脂っこいものが嫌い．煮物や魚など，和食中心の食生活．早食い傾向にあり，1度の食事にかける時間は10分程度．妻が食事を作っている． O　嗜好 飲酒：ビール中瓶1本を毎日飲んでいる． 　　　コーヒー：ブラック	病気が発見され運動を控えるようになってから体重が増加した．BMI 24.5．食欲はあり，栄養状態の低下はみられない． 和食中心の食生活であるため，術後の食事にそれほど影響はないと考えられる．早食いであるため，食べ方は改善が必要である． 嗜好品としてビール，ブラックコーヒーがあり，術後は刺激物の摂取について指導が必要と考えられる．調理は妻が行うので，食事指導は妻同伴で行う必要がある．

159

看護過程の展開

表 6-1　（つづき）

		入院時の情報	アセスメント
生理的様式	3)排泄	血液検査：BUN 13.4mg/dL，CRE 0.74mg/dL O　排尿 4〜5 回 / 日，夜間排尿なし O　CT 上，前立腺は軽度肥大 O　排便 1 回 / 日，排便困難なし O　腸蠕動音あり． O　排便あり．軟便．	前立腺肥大があるが，頻尿などの症状はない．腎機能は問題なし．排便について問題はない．
	4)活動と休息	O　睡眠時間：23 時〜7 時の 8 時間 S　「夜はよく寝られます．起きることもないです」 O　生活行動自立 O　現在は無職であるが，2 カ月前まで働いていた． O　趣味：登山，ゴルフ，スケッチ	睡眠状況は良好で熟睡感がある．しかし，入院による環境の変化や，手術が目前に迫ることによる不安から，不眠となる可能性もある．活動は問題はない．
	5)防衛	O　皮膚の状態：発赤や傷はない O　体圧：踵部，仙骨部ともに 40mmHg 未満 　　感染症：ワッセルマン反応（−），HBs 抗原（−）， 　　HCV 抗体（−），HIV 抗原（−）	セルフケアにより皮膚統合性は保たれている．栄養状態もよく，感染徴候もない．
	6)感覚	O　視力 乱視，近視で眼鏡を使用．眼鏡がなくても歩行可能． O　触覚，聴覚，嗅覚，味覚は正常	問題なし．
	7)体液と電解質	血液検査：Na 142mEq/L, K 4.6mEq/L, Cl 106mEq/L O　水分摂取：コップ 3 杯程度，900mL くらい．	問題なし．
	8)神経学的機能	活発に話す，理解力あり，不随意運動なし	問題なし．
	9)内分泌機能	O　HbA1c 6.0%, GLU 144mg/dL S　6〜7 年前から境界型糖尿病といわれている．治療歴はない．定期健康診断の際に食事指導は受けたことがある．	現在，血糖値が高いことについての本人の意識は薄く，食事について気をつけていることもない．術前から医師の指示に従い，血糖コントロールを行っていく必要がある．術後血糖コントロールが不良であると，感染リスク，創傷治癒遷延のリスクが高まる．

	入院時の情報	アセスメント
自己概念様式	疾患について S 「転移していたら仕方がないと思っているけどね」 手術について S 「手術の間は痛くないの？ なら大丈夫．安心」 S 「手術の後歩けないの？ えーそうなの．そんなに痛いものなの．手術の後は起き上がることもできないの？」 S 「吸い飲みでうがいしなきゃいけないの？ どうしてそんなのでうがいするの？」 O 今まで家族のなかで手術を受けた人はいない S 「不安はないです」	手術や疾患に対して，不安の訴えは聞かれない．呼吸訓練に積極的に取り組んでおり，病名を知った時点から医師に勧められ禁煙していることからも，手術に前向きに対処しようとしていることがわかる．しかし，家族を含め手術経験はなく，術後の身体状況をイメージすることができていない様子である．胃癌治療の知識不足，初めての入院・手術，胃を部分的に失うことへの喪失感などが手術・将来への不安を高める可能性がある．しかし，もともと会社役員であり，理解力は高く，理性的に対処できる可能性が高いと考えられる．
役割機能様式	O 本日入院，2日後手術予定 O 一次的役割：67歳，男性，老年期 O 二次的役割：夫，父 　職業：無職（元会社役員） S 「入院したことで困ることはありません」 O 三次的役割：胃癌患者 　趣味：登山，ゴルフ，スケッチ S 「病気になってから山に登れなくなってしまって．でもスケッチもある．家族が家でじっとしていろと言うから」 O 訪室時，パンフレットを読みながらトライボール™の練習をしている． S 「疲れます．でもがんばります」	一次的役割は老年期である．老年期には老化の過程にうまく適応し，生き甲斐を見出していくことが重要である．登山ができなくなると，その他に趣味（スケッチ）を実施しており，生活に楽しみをもっている．三次的役割である患者役割としては，トライボール™を練習し，手術を受ける準備を整えようとしている．
相互依存	重要他者：妻 妻S 「前に入院したときに，点滴をつけたまま夫が動き回ったから出血した．手術した後に夫が動き回らないか心配です」	重要他者は妻である．娘が同居しているため，家族のサポートは十分に得られそうである．しかし，家族の入院や疾患，手術に対する思いは把握できておらず，今後情報収集が必要である．

（2）看護診断

以上のアセスメントより考えられる看護診断と刺激は以下のとおりである．

#1　閉塞性換気障害や長年の喫煙により，手術前の状態として適切な気道クリアランスの維持が不良である．

〔考えられる刺激〕

・閉塞性換気障害

・喫煙歴

・喀痰がある

看護過程の展開

- ・予防に対する知識がない
- ・全身麻酔予定
- ・手術予定（胃部分切除術）
- ・創痛の可能性

#2　自分の病状・疾患，初めての入院，手術などに対して戸惑いと不安がある．

〔考えられる刺激〕

- ・早期胃癌
- ・手術予定（胃部分切除術）
- ・転移の不安
- ・入院（新しい環境）
- ・手術経験がない
- ・胃部分喪失予定

❸ 解決目標・具体策

それぞれの看護診断に対する解決目標・具体策は，次のとおりである（図 6-1）．

図 6-1　解決目標・具体策

OP：observation plan（観察），TP：treatment plan（看護処置，ケア），EP：education plan（教育）

看護診断
 # 1　閉塞性換気障害や長年の喫煙により，手術前の状態として適切な気道クリアランスの維持が不良である

解決目標
＊術前の呼吸練習を一人で行うことができる ＊排痰を上手に行うことができる ＊肺合併症を予防するための知識を得る
具体策
OP： 　（1）呼吸状態の把握 　　・呼吸数，リズム 　（2）術前トレーニング（深呼吸法・咳嗽による排痰法）の指導 　　・呼吸練習，練習に対する意欲 　　・深呼吸，排痰法の練習の頻度 　　・深呼吸を正しい方法で行うことができているか 　　・トライボール™ の練習の頻度 　　・トライボールでの練習中の表情，疲労度 　　・トライボールを正しい方法で行うことができているか．ボールの数，どれくらいの時間上げることができているか 　（3）口腔内の清潔と湿潤の必要性の指導 **TP：** 　（1）毎日，術前トレーニングを行う 　　・深呼吸（胸・腹式呼吸） 　　・痰の喀出 　　・トライボール

(2) トライボール練習時に上げられるボールの数や時間を把握し，目標を設定，共有する
(3) 吸い飲みを用いた含嗽の練習（ベッド上）

EP：
- ・努力に対してねぎらいの言葉をかける．うまくできているときはほめる
- ・深呼吸法，排痰法についてのパンフレットを作成し，実施の根拠，方法，実施回数について説明する
- ・病棟のパンフレットを使用してトライボールで練習する根拠，方法，実施回数について説明する
- ・術前練習の必要性や方法について説明する

看護診断

＃2　自分の病状・疾患，初めての入院，手術などに対して戸惑いと不安がある

解決目標

＊不安が軽減でき，効果的なコーピング行動がとれる
- ・自分の思い・不安を医療従事者や家族らに表出することができる
- ・検査および検査の前処置の目的や必要性を理解し，同意して受けることができる
- ・疾患や治療について理解し，手術に臨むことができる

具体策

OP：
(1) 不安の内容や程度についてアセスメントする
- ・患者の言動，表情
- ・説明に対する理解度
- ・食事摂取状況
- ・睡眠の状態
- ・患者・家族への病状や手術の説明内容
- ・家族・友人の支援体制
- ・ストレスに対する過去の対処方法とその効果

TP：
(1) 不安の訴えを傾聴する環境をつくり，共感的態度で接する
(2) 不安や恐怖を言葉にして表出するように指導する
- ・疑問なことは，いつでも質問できることを伝える
(3) 医師からの説明時には，看護師が同席する
(4) 医師から説明された内容の理解度と疑問の有無を確認する
- ・対象に合わせて補足説明を行う（疾病・治療方針・手術，麻酔・手術室の様子・処置，術前準備・処置・術後の状態）
(5) 患者や家族が不安な気持ちを表現できるようにケアする
- ・患者や家族の話をよく聴き，共有する
- ・患者や家族との信頼関係を深める
- ・医師から疾患や治療方法について十分な説明が受けられるように配慮する

EP：
(1) 疼痛や不眠に対しては，医師から必要に応じて処方が得られることを説明する

看護過程の展開

❹ 看護の実際と評価

#1 「閉塞性換気障害や長年の喫煙により，手術前の状態として適切な気道クリアランスの維持が不良である」について

〔入院時（手術2日前）〕

　外来で渡されたパンフレットを用いて呼吸練習の方法が再度説明された．本人・妻に対し，術前から積極的に呼吸練習，排痰練習を行うことが術後の肺機能の回復促進につながり大事であることを説明し理解が得られた．トライボール™を用いた呼吸練習では，ボール3個を1秒，2個を1〜2秒など数回上げることができるが，連続して行うことは困難であった．

　その後訪室した際，「トライボールはどうですか？　できていますか？」と声をかけると，「これやらなきゃいけないんですよね．説明書を読んだけど，1日5回くらいするんですよね．してますよ」「疲れます」との発言があった．実際に練習の様子を見ると，ボール3個を上げることに集中していたため，多く上げるより長く上げることが大切であることを説明した．2個を2秒上げることができたので，次は2個を3秒上げることを目標とした．よくできていることに対し，ねぎらいの言葉かけを行った．また，続けて行うことは難しいため，呼吸を整えてから行うように説明する必要があると思われた．

　深呼吸法と排痰法を，パンフレットを用いて指導した．「1日5回でいいんですか？　その他に質問はないです．よくわかりました．練習します」「痰は術後は出るの？」といった発言があった．理由をきちんと知りたい様子だったので，術後の無気肺や肺炎といった合併症予防のために行うことなど，実施目的から説明したところ，「なるほど，わかったよ」と言われた．ベッド上での吸い飲みを用いた含嗽は，1〜2回の練習ですぐに上手にできていた．

〔術前日〕

　呼吸練習をともに行った．「勢いをつければ3個上がるけど，それでは意味がないんだったね．長い時間上げなくてはいけないんだね」「私は中程度の呼吸器障害があるみたいだから，これをしないといけないね」との発言があった．また深呼吸法，排痰法の練習では，「深呼吸と痰を出す練習もしなきゃいけないね．合併症を予防するためだったね．無気肺だったかな？」と言われ，また正しい方法で行うことができていた．

　術前の2日間であったが，術前練習の必要性を理解し，行うことができた．目標は達成している．

#2 「自分の症状・疾患，初めての入院，手術などに対して戸惑いと不安がある」について

〔入院時〕

　病棟オリエンテーションとともに，パンフレットを用いて手術オリエンテーションを実施した．「手術は初めてです．よろしくお願いします」との発言があった．

　クリニカルパスが適応されており，用紙を用いて，手術前後の流れ，クリニカルパスどおりに経過しないこともあることを説明した．「手術に対しては，先生に身をゆだねておまかせするしかないので心配していません」「合併症とかあって全身麻酔はやっぱり危険

なんだね．麻酔の先生に任せているから安心しているけれど」「手術の後はどれくらい痛いの？　痛いのは嫌だからね」との発言があった．術後の状態について説明を聞いた後，少し表情が硬いように思われた．

夕方，医師から手術についての説明を受けた．胃癌であること，病期，今後の治療についてなど，わからないことを積極的に質問していることから，手術に対して前向きに対処しようとしていると考えられる．説明後，「よくわかりました．疑問が解決してよかったです．先生の話が聞けてよかった．安心です」と言われ，目標は達成できたと考えられる．一方，妻より「夫の病気が発覚してから娘がとても心配して，不眠症になっています．でも今日，先生の話を聞いて，少し安心できたみたいです」と言われ，説明時，不安そうな表情であった．家族に対しても，適宜，情報を提供し，機会を捉えて不安を傾聴していく必要がある．

〔術前日～当日〕

入院翌日の訪室時に「夜は全然眠れなかった．頭が興奮しているみたい．やっぱり環境が変わったせいでしょうね．手術や病気のことを考えてしまって眠れないということはないです」「いつも環境が変わると少し神経質になるみたいだけど」との発言があった．不眠は不安からではないと思われた．

「年をとってくると物欲はないから，食べることがすごく楽しみなのに．胃を切ったらあまり食べられなくなってしまうから，宴会には参加できないだろうな」との発言があった．

上部消化管内視鏡再検査が実施され，マーキングが終了した．検査後，鎮静薬使用のため絶食と，歩行時には付き添うことを伝えると了承され，指示を守ることができた．

麻酔科医，手術室看護師の説明を受け，「気管に管入れるの？　硬膜外麻酔って何ですか？」「今までは人ごとだと思っていたけど，いろんな説明を聞くと，実感がわいてきたね．ドキドキする」と言われた．笑顔がみられるものの，表情は硬い．傍で患者の思いを傾聴した．

当日朝は笑顔がみられ，家族とともに手術室に向かわれた．「自分の思い・不安を医療従事者や家族らに表出することができる」「検査や疾患，治療について理解し，手術に臨むことができる」とした目標は達成できたと考えられる．

付録

　術前看護を実施する看護師は，周手術期看護すなわち術前・術中・術後に実施される一連の看護を理解し，その一部である術前看護の重要性を常に意識して看護に向かう必要がある．特に，術後急性期に予測される術後合併症に対する看護の理解と退院を意識した看護に対する理解がないと，効果的な術前看護の実施は難しい．

　付録 1 〜 3 は周手術期看護の全体的理解を容易にするために追記したものである．

付録❶　周手術期看護に役立つ知識：Q&A

術前看護

Q1 糖尿病を合併している患者の術前管理のポイントは？

🅐尿糖 10 g/ 日以下，尿ケトン（−），空腹時血糖 100 〜 150 mg/dL，食事制限はしないで摂取量を観察してインスリン注射で管理する．低血糖発作に注意しブドウ糖やキャンディなどを準備しておく．

Q2 肝硬変を合併している患者の術前管理のポイントは？

🅐肝不全症状（腹水＝利尿薬の使用，黄疸）の改善，安静，高カロリー・高蛋白・高ビタミン食，耐糖機能低下がある場合はインスリンによる調整，輸血（新鮮血，血小板製剤）の準備をする．

Q3 肥満患者の手術に対するリスクは？

🅐肥満患者は呼吸機能低下による呼吸器合併症を生じやすく，高血圧，糖尿病，心疾患の合併症が多い．また術中出血量が多く，創部感染の発生率が高い．

Q4 月経中の患者が手術を受ける場合の留意点は？

🅐通常の手術と同様に準備を進めるが，月経中であることを手術室看護師に申し送り，交換用のナプキンを持参する（タンポンの使用が便利であるがナプキンの使用でもよい）．月経随伴症状（下腹痛・腰痛・頭痛など）を観察する．

Q5 輸血製剤の有効期間と保存温度は？

🅐新鮮血は 4 〜 6℃で保存し 3 日間有効，保存血と赤血球製剤は 2 〜 6℃で採血後 21 日間有効，血小板製剤は 20 〜 24℃で振とうしながら 4 日間有効，血漿製剤は − 20℃以下

で1年間有効. なお, 生鮮血とは採血後6時間以内のもので, 血小板や凝固因子機能が含まれる. 24時間以上たったものは, 血小板機能はなく凝固因子も不活化しているものが多い. ただし, 新鮮凍結血漿には血小板機能があり多くの凝固因子を含む.

Q6 自己血輸血とは?

Ⓐ患者自身の血液を, ①術前5日～3週間前に, 1回200～400 mLを数回採血し保存したものを輸血する術前貯血式, ②手術直前か手術中に代用血漿剤で希釈しながら採血し手術中に戻す, ③手術中に出血したものを吸引して再輸血するなどの方法がある.

術中看護

Q7 手術を受ける患者の主な侵襲因子とは?

Ⓐ①手術という損傷, ②生体(皮膚や消化管)や環境に存在する微生物による感染, ③悪性疾患(癌)など.

Q8 手術による生体反応とは?

Ⓐ手術侵襲による非特異的炎症反応であり, 急性期反応ともいう. 発熱, 白血球増加(核の左方移動を伴う), 異化亢進, 肝臓での急性期蛋白の生産亢進, 血沈亢進などの症状を呈する.

Q9 悪性高体温(malignant hyperthermia)とは?

Ⓐ吸入麻酔薬や筋弛緩薬の使用が原因で起こる代謝亢進状態であり, 急激に体温が上昇する. 遺伝性疾患なので家族の手術歴を確認し, 悪性高体温の家族がいた場合は対策を要する.

Q10 手術中に膀胱留置カテーテルを挿入しない場合とは?

Ⓐ2～4時間以内の短時間の手術の場合, 挿入しないこともある. この場合は手術室入室前に必ず排尿を促す.

Q11 手術中の尿量測定の意義は?

Ⓐ腎機能と体液循環を評価する指標となる. 少なくとも30 mL/hrを維持する必要がある.

Q12 手術中の尿量減少の意味は?

Ⓐ循環血液量の減少, 多量出血, 電解質バランスの変調, 循環不全, ショック徴候などが考えられる.

Q13 手術中に継続してモニターすべき項目は?

Ⓐ血圧, 心拍数, 呼吸数, 体温, 酸素飽和度, 心電図, 状況に応じて動脈圧, 中心静脈圧. 継続的モニターではないが, この他に尿量, 出血量, 検査値(ヘマトクリット, ナトリウ

ム，カリウム，血糖，動脈血酸素分圧・二酸化炭素分圧，血液 pH）などを測定する．

Q14 手術中の血圧上昇の主な原因は？

A ①輸液過剰，②浅麻酔による刺激，③ PCO_2 の上昇など．

Q15 手術中の血圧低下の主な原因は？

A ①過剰な麻酔薬の投与，②出血，③末梢血管拡張，④神経反射，⑤心筋障害など．

Q16 腰椎麻酔時の血圧低下の原因は？

A 交感神経の遮断による．

Q17 CVP の正常値は？

A 中心静脈圧（CVP）とは右心房入口部の圧であり，正常値は $3 \sim 8cmH_2O$．連続測定した値の経過が重要．

Q18 術野のドレーピングとは？

A 手術で切開する部位だけを露出し，他の部分を滅菌布あるいは滅菌紙で覆うこと．また，切開する皮膚全体をプラスチック製の粘着性ドレープで貼付することもドレーピングという．皮膚の無菌状態を維持するためである．

Q19 手洗いをしていない看護師や学生は，滅菌領域にどこまで近づけるか？

A 滅菌領域から少なくとも 30cm 以上は離れている必要がある．

Q20 腹腔鏡下手術によって静脈血栓を起こしやすくなる理由は？

A 気腹によって腹腔内圧が上昇し，下大静脈が圧排されて下肢の静脈還流が不良となるため．下肢の静脈血栓から肺梗塞を生じる危険性もある．

Q21 輸血適応の目安は？

A 一般状態良好患者の場合，出血量 600mL 以下は輸血なし（循環血液量 20％以上の出血で赤血球濃厚液を輸血），出血量が 600mL ～ 1,200mL のときは赤血球濃厚液，出血量 1,200mL 以上のときは全血と赤血球濃厚液を併用．

Q22 輸血の加温は誤りか？

A 手術のために多量の輸血を迅速に行う際には低体温を防止する必要があり，輸血バッグの加温を行う．また新鮮凍結血漿を解凍する場合にも加温する．この際，37℃以上の加温では溶血や血漿蛋白の変性を生じるので温度に十分注意する．

Q23 不適合輸血時の溶血反応とは？

A 発熱，血圧低下，ヘモグロビン尿，出血など．輸血直後に生じる．

術後看護

Q24 手術室から病棟へ移る基準は？

Ⓐバイタルサインの安定，麻酔全覚醒か半覚醒，術後合併症がないかコントロール可能，出血と滲出液がコントロール可能.

Q25 術直後のアセスメント項目は？

Ⓐ15 分ごとのバイタルサイン測定，瞳孔反射，出血と滲出液，尿量，疼痛などに焦点を当てた観察が重要.

Q26 後出血の主な症状は？

Ⓐ血圧低下，頻脈，乏尿，創部ドレーンから 100 mL/ 時以上の血性排液など.

Q27 術後感染の主な原因菌は？

ⒶMRSA（methicillin resistant *Staphylococcus aureus*；メチシリン耐性黄色ブドウ球菌），緑膿菌，MRSA 以外のグラム陽性球菌（表皮ブドウ球菌，化膿性連鎖球菌），緑膿菌以外のグラム陰性桿菌（大腸菌，クレブシェラ）など.

Q28 術後の創傷治癒を促進するために必要な栄養素は？

Ⓐ組織を再生するためには蛋白質とビタミン A・C が必要.さらに体内の蛋白質の喪失を予防するために，炭水化物と脂肪の適量摂取も重要である.

Q29 術後の抜糸は皮膚上の縫合糸だけでよい？

Ⓐ縫合糸には 2 種類あり，吸収性の腸線などでできた縫合糸は，皮膚に吸収されるので抜糸の必要がなく深部に使用される.非吸収性の絹糸や合成ナイロン糸は，術後 1 週間ごろに抜糸する必要がある.また，ステンレス製の皮膚用ステープル（ホッチキス型縫合材料）や皮膚用クリップ（留め金具型縫合材料）もステープル・リムーバーなどで除去する必要がある.

最近では，創傷閉鎖に合成皮膚表面接着剤（ダーマボンド®）が用いられるようになってきている.患者にとっては，①抜糸やステープルの除去が不要，②早期にシャワーを浴びることが可能，③ガーゼ・ドレッシング材が不要，という利点がある.

Q30 病棟での術後回復期のアセスメント項目は？

Ⓐ退院後の生活を意識したセルフケア能力，自己管理能力に焦点を当てる.

Q31 術後合併症である静脈血栓の予防策は？

Ⓐ手術中から下肢の静脈還流を促進するための用具（商品名：A-V インパルス™やフロートロンなど）や弾性ストッキングを使用し，術後も歩行開始まで継続使用する.足背や下

付録 1　周手術期看護に役立つ知識：Q&A

肢の運動，下肢のマッサージなどを行う．

Q32 噴門側胃切除術の主な合併症とその原因は？

Ⓐ①逆流性食道炎：噴門部の切除による逆流防止機能の消失による．②残胃の排出障害：噴門周辺の郭清操作による迷走神経切除による幽門輪の収縮による．

Q33 創傷治癒と副腎皮質ステロイドの関係は？

Ⓐ副腎皮質ステロイドはコラーゲン合成を阻害したり，創傷治癒を促す炎症反応を抑制（抗炎症作用）するため，治癒過程が遅延する．

Q34 術後のバイタルサインは術前の値と比較して検討するが，医師への報告の目安となる値は？

Ⓐ収縮期血圧 180 mmHg 以上，80 mmHg 以下．脈拍 120 回 / 分以上，60 回 / 分以下．呼吸 30 回 / 分以上，8 回 / 分以下．体温 38℃ 以上．ただし術前の個々の患者データを基準値として術後の値を判断していくことが重要である．特に高齢者の通常の血圧値は成人の血圧値よりも高い傾向であることに留意する．

Q35 術後の尿量の目安は？

Ⓐ通常は 1 mL/kg/ 時．術後の尿量が 1 〜 0.5 mL/kg/ 時以下のときは医師へ報告．

Q36 呼吸不全時の血液ガス分析の値は？

ⒶPaO_2 = 60 mmHg 以下，$PaCO_2$ = 50 mmHg 以上．

Q37 触診法で血圧値を予測できる？

Ⓐ緊急時には触診法による血圧値の予測が有用なことがある．一般的に，橈骨動脈で脈が触れないときは収縮期血圧 60mmHg 以下，大腿動脈で触れないときは収縮期血圧 40mmHg 以下である．

Q38 DIC（disseminated intravascular coagulation）とは？

Ⓐ播種性血管内凝固症候群といい，凝固が亢進しているにもかかわらず出血傾向が主徴候である．手術時の生体反応は，出血を止めるために凝固しやすくなるが，この反応が過剰になると血小板や凝固因子が不足し，出血傾向となる．特に，多量出血時には血小板や凝固因子が体外に失われ，DIC に陥りやすい状態となる（ゆえに血小板製剤と新鮮凍結血漿が補充される）．

Q39 退院後，受診すべき異常症状は？

Ⓐ創部の発赤・腫脹，38℃ 近くの熱，手術部位の疼痛増強，出血や滲出液の増加など．

周手術期看護：主な看護診断に対する具体策と理論的根拠

手術療法を受ける患者の看護では，日常生活援助のための具体策はもちろんのこと，手術に関する患者教育の具体策や，予測される術後合併症に対して，医師や理学療法士などとの共同問題を解決するための具体策を立案する必要性が大きい．ここでは，術前と術後急性期の患者に対する看護診断に焦点を当て，具体策の理論的根拠についてまとめた．

以下のものは一般的なケアプランであり，患者個々の情報に応じて追加・修正して活用する必要がある．

術 前

看護診断
初めての入院・手術であることに関連した知識不足と不安

期待される結果
術前に　1) 術前のスケジュールが理解できたことを言葉で表現する．
　　　　2) リラックスした表情がみられ不安徴候が軽減する．
　　　　3) 術前トレーニング（痰の喀出，深呼吸，体位変換，咳嗽）を積極的に実施する．

具体策	理論的根拠
1) 患者が手術をどのように認識しているかを把握する． 術前のスケジュールについて具体的に説明する． ＊第3章のp.88とpp.102-103参照．	1) 手術を受ける成人患者に必要な情報を提供することによって，その人にとっての価値や意義を見出せれば，自ら学習し意思決定することが容易になる．
2) 家族や重要他者が患者に与える影響を把握する．また，患者の通常のストレス・コーピングのパターンを把握する．	2) 適度な不安は，自分で明確化することができれば効果的に処理することができる．
3) 術前トレーニングを患者とともに実際に行う． ＊具体的方法については本文のpp.106-119参照．	3) 術前トレーニングを実施することによって，術中・術後の処置を理解し，指示に従うことが容易になる．

術 後

看護診断
1. 出血性ショックや循環血液量不足に関連したショックを起こす危険性

付録 2　周手術期看護：主な看護診断に対する具体策と理論的根拠

期待される結果

術後 12 時間以内に

1-1）収縮期血圧が 90 〜 140 mmHg，拡張期血圧が 50 〜 90 mmHg，脈拍 60 〜 100 回 / 分を維持する.

　-2）創部やドレーンからの排液や血液が 100 mL/ 時以下である.

具体策	理論的根拠
1）　バイタルサインや意識レベルが安定するまで 15 〜 30 分ごとに測定し記録する.	1）-1　血圧低下と頻脈は出血の指標となる. 1）-2　脳血流量が減少すると意識レベルが低下する.
2）　創部やドレーン挿入部の観察は，帰室直後から 4 時間は 1 時間ごとに実施.それ以後は 4 時間ごとに実施.手術創の膨隆や皮下出血の有無を観察する.また，ドレーンからの排液の量と性状を記録する.	2）　器械縫合の普及に伴い発症率は低下したが，術後 24 時間以内に後出血が起こりやすく，1 時間に 100 mL 以上の出血は異常である.経時的変化を把握し，異常を早期に発見する.ドレーンからの鮮紅色の排液は動脈出血である.
3）　尿量は術直後から 4 時間は 1 時間ごとに，それ以後は 4 時間ごとに観察する.0.5 mL/kg/ 時以上を目安とする.これ以下のときは尿比重を測定し，1.010 〜 1.025 となるように輸液速度や利尿薬で調整（医師の指示）する.	3）　出血性ショック時には腎血流量が減少し，糸球体濾過率や尿量減少を生じる.輸液や利尿薬の使用は，糸球体濾過率の維持に有効である.
4）　術直後から 3 〜 4 日間は，水分出納バランスチェックを行う.	4）　術後約 2 日間は，出血や発汗，嘔吐による体液喪失があるために，intake のほうが目に見える output よりも多いのが普通である.また，出血を補うための生体反応として，抗利尿ホルモンやアルドステロンの分泌が亢進しており尿量が少ない.
5）　異常な興奮や緊張の有無など，精神状態を観察し記録する.	5）　出血や脱水によって大脳の血流量が減少すると，精神状態に変化を生じる.

術後の看護診断

2. 麻酔による線毛運動の低下や呼吸抑制に関連した術後無気肺を生じる危険性

期待される結果

術後は　2-1）呼吸数が 12 〜 20 回 / 分を維持する.

　　　　-2）定期的に深呼吸することができる.

　　　　-3）すべての部位で清明な肺音が聴取できる.

具体策	理論的根拠
1) バイタルサイン測定時に深呼吸を促し，定期的に夜間も実施する．	1) 深呼吸によって横隔膜を下げ，効率のよい呼吸を促進することができる．
2) 帰室直後は2～4時間ごとに肺音を聴取し，必要時，超音波ネブライザーを実施して痰の喀出を促進する．	2) 痰の貯留がある部位では，副雑音を聞くことができ，肺胞でのガス交換が減少するために呼吸音が減弱する．粒子の細かな超音波ネブライザーで肺胞まで去痰薬を到達させ，排痰を促進する．
3) 帰室直後は2時間ごとの体位変換を促し，早期離床を進める．	3) 体位変換や離床によって呼吸回数が増え，換気が良好になる．また排痰が容易になる．
4) 適切な輸液管理を行う．	4) 水分出納バランスチェックを適切に行うことによって，気道内分泌物の粘稠度を低下させ，痰を喀出しやすくする．

術後の看護診断

3. 創部の疼痛や，ドレーン類の挿入，術中体位などに関連した苦痛

期待される結果

疼痛や苦痛の出現から1時間以内に

3-1) 疼痛や苦痛が緩和し，患者自身が定めたスケールの目標値以下を維持する．

具体策	理論的根拠
1) 医師の指示による鎮痛薬の持続的投与． ・術後1～2日間は麻薬の投与	1) 術後疼痛は通常1～2日間続くが，痛みが出現する前に鎮痛薬を投与することによって，痛み刺激による反応を防止することができる（先制鎮痛法 pre-emptive analgesia）．
2) 以下の項目について観察し，痛みの原因をアセスメントして対処する． ・痛みの原発部位，範囲，性質，程度 ・表情，体位，動作，筋硬直 ・バイタルサインの変動，検査データ	2) 術後の疼痛は，神経刺激，局所の血流障害，浮腫による圧迫，感染，腹部膨満，切開創周囲の筋攣縮，膀胱充満などさまざまなので，十分なアセスメントが必要である．
3) 処置などについて説明することによって不安感を除去し，信頼関係を構築・保持するように努める．	3) 不安は筋緊張をもたらし，痛みを増加させる．特に現状を自己コントロールできないと感じたときに不安が高まるので，術前から術後経過や処置などを説明し，患者の意思決定を尊重する．

| 4) 疼痛部位を軽くマッサージする，温湿布や冷湿布をする． | 4) 疼痛部位の皮膚刺激（感覚受容器への刺激の量やタイプを変化させる）ことによって疼痛を緩和させることが可能である． |

術後の看護診断

4. 体動抑制，脱水，脂肪組織の遊離・凝集に関連した静脈血栓の危険性

期待される結果

術後を通して

4-1）定期的に下肢の運動を実施し，静脈血栓を生じない．

具体策	理論的根拠
1) 手術中から下肢の静脈環流を促進するために弾性ストッキングを使用し，術後スムーズな歩行ができるようになるまで使用する．	1) 大腿の太い静脈に生じた血栓が肺塞栓症を起こしやすい．弾性ストッキングをはいて下肢を動かすことによって，血栓形成の原因である静脈血のうっ滞を予防する．
2) 麻酔覚醒後で，睡眠時間中以外は1時間ごとに下肢の運動を行うように説明する． 　・膝の屈曲，足首の回旋など	2) 下肢の運動によって血流量を増加させるとともに，筋肉の収縮によって静脈血のうっ滞を予防する．
3) 勤務のシフトごとに静脈血栓の症状を観察し記録する．異常時には医師へ報告する． 　・血栓性静脈炎症状（静脈にそっての発赤，腫脹，熱感，疼痛） 　・肺梗塞症状（胸部痛，頻呼吸，咳嗽，喀血） 　・脂肪塞栓症状（呼吸困難，不穏）	3) 定期的・継続的観察によって異常の早期発見ができる．血栓や脂肪塞栓（胸骨分離切開のような手術によって，骨髄から分離した脂肪組織片が血流の中で凝固したもの）は血流にのって肺に分離しやすい．
4) 膝下に小枕などを使用しない．	4) 膝窩の圧迫によって，下肢の循環が悪くなる．良肢位を保持するとよい．
5) 適切な輸液管理をする．	5) 脱水は血液の粘稠度を高め，血栓形成を助長する．

付録 3　術後日数に応じた術後合併症と看護の要点

術後の期間	術後日数	主な合併症	看護の要点
急性期 （傷害期）	術直後〜 2ないし4日	急性循環不全，術後出血，無気肺	ホメオスタシスの維持，苦痛緩和，ドレーン類の管理，早期離床
回復期 （転換期）	術後3〜7日 （1〜2日間持続）	術後感染症，肺合併症，縫合不全	苦痛緩和，薬物管理，離床の拡大，日常生活援助と指導
安定期 （筋力回復期）	術後7〜30日	肝機能障害	術後の形態・機能の変化に対する適応とリハビリテーション
補助療法期 （脂肪蓄積期）	術後1カ月〜数カ月間	骨髄造血機能障害，白血球減少症（補助療法施行時）	社会資源の活用や社会復帰に関する指導，定期健診に関する指導

索引

あ
アジュバント療法 …… 70
アセスメントと看護診断 …… 158
アレンテスト …… 146
悪性高体温 …… 167

い
インフォームド・コンセント … 11
胃癌 …… 29, 90
──の肉眼型分類 …… 29
胃生検組織診断分類 …… 30
胃全摘術 …… 95
胃内視鏡検査 …… 24
意思決定 …… 10

え
エリクソン …… 5
栄養状態 …… 66

か
カッティング …… 130
下肢の運動 …… 116
下部消化管造影 …… 21
化学療法による副作用 …… 76
家族のニーズ …… 83
家族の心理 …… 83, 120
家庭血圧 …… 67
開腹法 …… 97
咳嗽 …… 111, 112
確定診断 …… 15
肝機能検査 …… 66
肝硬変 …… 166
看護過程の展開 …… 156
患者のニーズ …… 80
患者の心理 …… 79
換気障害 …… 52
感染予防対策 …… 75
含嗽法 …… 110
癌化学療法 …… 70

き
気管支鏡検査 …… 31
気道クリアランス
…… 161, 162, 164
危機 …… 81
危機回避モデル …… 126, 128
胸式呼吸 …… 110
胸部誘導 …… 60
強制呼出法 …… 119
禁飲食 …… 129

く
クモ膜下腔 …… 93
苦痛 …… 173

け
血圧 …… 168
血圧値 …… 67
血液凝固 …… 66

月経 …… 166
検体検査 …… 63

こ
コーチ® …… 115
コーピング …… 123
コミットメント …… 124
呼吸に関係する主な筋 …… 108
呼吸機能検査 …… 50, 52
呼吸法 …… 114
誤嚥性肺炎 …… 154
抗癌薬 …… 70
効果判定 …… 15
拘縮 …… 116
拘束性換気障害 …… 51
後期高齢者 …… 8
高齢化社会 …… 8
高齢社会 …… 8
高齢者総合機能評価 …… 3
硬膜外腔 …… 93
硬膜外麻酔 …… 93
硬膜外麻酔法 …… 91

さ
サルコペニア …… 3
細胞傷害性抗癌薬 …… 70
酸塩基平衡 …… 54

し
ショック …… 171
止血機能検査 …… 66
刺激伝導系 …… 58
自己開示 …… 121
自己概念 …… 147
自己血輸血 …… 167
磁気共鳴画像 …… 42
社会的活動理論 …… 84
社会的離脱理論 …… 84
手術を決定する4因子 …… 13
手術患者の回復力強化 …… 99
手術期 …… 5
手術後期 …… 5
手術室への患者の移送 …… 155
手術前期 …… 5
手術申し込み用紙 …… 135
手段的日常生活動作 …… 4
周手術期看護 …… 5
集学的治療 …… 69
術後せん妄発症の諸因子 …… 106
術後の共同問題 …… 171
術後の尿量 …… 170
術後化学療法 …… 70
術後合併症 … 92, 95, 105, 175
術後感染 …… 169
術後無気肺 …… 172
術前アセスメント …… 121
術前オリエンテーション …… 88
──の内容 …… 141
術前トレーニング …… 106

術前の主な検体検査 …… 64
術前の看護 …… 156
術前の看護目標 …… 148
術前の全身状態の観察 …… 105
術前化学療法 …… 69
──を受ける患者の看護 …… 72
術前患者教育 …… 121
術前検査 …… 49
──と目的 …… 138
術前処置 …… 129
術前・術後経過表 …… 102
術前情報用紙 …… 135, 136
術前訪問 …… 135, 144
循環機能検査 …… 57
承認 …… 82
消化管のプレパレーション … 130
消化管造影 …… 16
衝撃 …… 82
上部消化管造影 …… 16
情動中心型コーピング …… 125
静脈血栓 …… 168, 169, 174
心胸比 …… 145
心筋梗塞 …… 58
心電図 …… 59, 62
心拍数 …… 58
──の計算 …… 59
心理社会的発達理論 …… 5
心理的ストレス過程 … 123, 124
心理的援助 …… 149
侵襲因子 …… 167
信念 …… 124
深呼吸法 …… 107, 108
深部静脈血栓 …… 116
診察室血圧 …… 67
診断検査 …… 14
腎機能検査 …… 66

す
スーフル® …… 115
スパイロメトリー …… 52, 114
吸い飲み …… 97

せ
生活の質 …… 7, 11, 122
生体反応 …… 167
清潔 …… 150
脊椎麻酔 …… 93
絶飲食 …… 149, 154
全身麻酔 …… 89, 91, 92
──による主な合併症 …… 92
前期高齢者 …… 8
前投薬 …… 151

そ
疎隔理論 …… 84
早期離床 …… 116
存在診断 …… 15

た

たばこが身体に与える影響 ······ 118
体位変換 ····································· 117
体毛の除去 ································· 130
退院後の日常生活 ···················· 101
大腸癌 ··· 35
単極肢誘導 ································· 61
単純コンピューター断層撮影 ···· 39
単純撮影 ····································· 15
弾性ストッキング ······················ 97

ち

中心静脈圧 ································· 168
注腸造影 ····································· 21
超音波検査 ································· 35
超音波内視鏡検査 ···················· 36
超高齢社会 ······························· 1, 8
超高齢者 ····································· 8
腸蠕動 ··· 116

つ

爪切り ··· 134

て

低栄養 ··· 67
適応 ··· 82
電極 ··· 68

と

トライボール™ ··························· 115
ドレーピング ····························· 168
疼痛スケール ······················ 100, 101
糖尿病 ··· 166
動脈血液ガス分析 ···················· 54

な

内視鏡検査 ································· 24
内視鏡的切除術 ························· 89
内視鏡的粘膜下層剥離術 ·········· 89
内視鏡的粘膜切除術 ················· 89
内服薬 ··· 149

に

二重造影法 ································· 16
日常生活動作 ···························· 4, 7
入院オリエンテーション ·············· 86
入院費用 ····································· 101
入浴 ··· 131
乳癌 ··· 35
尿量減少 ····································· 167
尿量測定 ····································· 167

ね

ネオアジュバント療法 ················· 69

は

ハフィング ································· 119
バイタルサイン ························· 149
パフォーマンス・ステータス ········ 78

は

播種性血管内凝固症候群 ·········· 170
肺活量 ··· 50
肺気量分画 ································· 51
排泄 ··· 150
排痰 ··· 113
排痰法 ··· 111
抜糸 ··· 169

ひ

ヒュー・ジョーンズ分類 ·············· 50
ビルロートⅠ法 ·························· 95
引き継ぎ ······························ 152, 155
皮膚発赤のリスクスコア評価 ······ 139
肥満 ··· 166
標準肢誘導 ································· 61
標準十二誘導心電図 ················· 59
病期診断 ····································· 15
病理組織診断報告書 ················· 30

ふ

フィンクの危機モデル ················· 81
フレイル ······································· 3
プレメディケーション ··············· 151
不安 ······················ 81, 163, 164, 171
腹式呼吸 ····································· 109
腹帯 ······································ 97, 98
　　——のエビデンス ················· 98
腹部超音波検査 ························· 36
腹部CT ······································· 39
噴門側胃切除術 ························· 95
分子標的治療薬 ························· 70

へ

閉塞性換気障害
　·······················51, 161, 162, 164
壁深達度 ····································· 29
臍の処置 ····································· 131

ほ

放射線検査 ································· 15
縫合糸 ··· 169
防衛的退行 ································· 82
膀胱留置カテーテル ················· 167

ま

麻酔 ······································· 88, 145
　　——による生体反応 ············· 93
麻酔科医 ····································· 144

も

問題中心型コーピング ··············· 125

や

薬剤管理指導 ···························· 146

ゆ

輸液 ······································ 150, 154
輸血 ······································ 154, 168
輸血製剤 ····································· 166

よ

幽門側胃切除術 ························· 95

よ

陽電子放射断層撮影 ················· 45
腰椎麻酔 ····································· 93

り

リラクセーション ······················ 108

ろ

老年症候群 ································· 2
老年的超越 ································· 6

A～Z・他

1秒率 ··································· 52, 114
%肺活量 ······························ 52, 114
%VC ··· 52
activity theory ························· 84
adjuvant chemotherapy ········· 70
ADL ··· 4, 7
base excess ···························· 56
BE ··· 56
BMI ··· 67
cardiothoracic ratio ··············· 145
CGA ··· 3
comprehensive geriatric
　assessment ·························· 3
computed tomography ·········· 39
crisis ·· 81
CT ··· 39
CTR ··· 145
CVP ··· 168
cytotoxic drug ························· 70
decision making ····················· 10
DIC ··· 170
disengagement theory ··········· 84
disseminated intravascular
　coagulation ························· 170
echo ··· 35
emotion-focused forms of
　coping ································· 125
EMR ··· 89
endoscopic mucosal resection
　·· 89
endoscopic submucosal
　dissection ···························· 89
endoscopic ultrasonography
　·· 36
endoscopy ································· 24
enhanced recovery after
　surgery ································· 99
ERAS ··· 99
Erikson, E. H. ··························· 5
ESD ··· 89
EUS ··· 36
FDG-PET ····································· 45
FEV$_1$% ······································· 52
flow-volume 曲線 ····················· 51
fluoro-deoxy-glucose-positron

177

emission tomography ·······45
frailty ································3
gastric cancer ··················29
general anesthesia ············92
geriatric syndrome ············2
Group 分類 ·····················30
HCO$_3^-$ ···························56
huffing ·························119
Hugh-Jones 分類 ··············50
IADL ·······························4
informed consent ············11
intraoperative phase ·········5
LOC ······················126, 127
locus of control ········126, 127

magnetic resonance imaging
··································42
malignant hyperthermia ·····167
molecular targeted drug ······70
MRI ································42
neoadjuvant chemotherapy
··································69
New York Heart Association
··································57
NYHA 分類 ·····················57
PaCO$_2$ ···························56
PaO$_2$ ····························56
performance status ···········78
perioperative nursing ··········5

PET ·······························45
pH ································56
postoperative phase ···········5
premedication ···············151
preoperative phase ············5
preparation ··················130
problem-focused forms of
coping ·······················125
PS ································78
QOL ·······························7
quality of life ···················11
T 字帯 ·······················97, 98

〈講義から実習へ〉高齢者と成人の周手術期看護 1
外来/病棟における術前看護　第 3 版
ISBN978-4-263-23985-8

2000 年 4 月30日	第 1 版第 1 刷発行 （〈講義から実習へ〉周手術期看護 1 外来/病棟における術前看護）
2011 年10月20日	第 1 版第15刷発行
2012 年 9 月10日	第 2 版第 1 刷発行（改題）
2019 年 2 月10日	第 2 版第 9 刷発行
2019 年 8 月25日	第 3 版第 1 刷発行
2020 年 5 月20日	第 3 版第 3 刷発行

編　著　竹　内　登美子
発行者　白　石　泰　夫

発行所　医歯薬出版株式会社

〒113-8612　東京都文京区本駒込 1-7-10
TEL. (03)5395-7618(編集)・7616(販売)
FAX. (03)5395-7609(編集)・8563(販売)
https://www.ishiyaku.co.jp/
郵便振替番号　00190-5-13816

乱丁，落丁の際はお取り替えいたします　　印刷・教文堂／製本・愛千製本所

© Ishiyaku Publishers, Inc., 2000, 2019. Printed in Japan

本書の複製権・翻訳権・翻案権・上映権・譲渡権・貸与権・公衆送信権（送信可能化権を含む）・口述権は，医歯薬出版(株)が保有します．
本書を無断で複製する行為（コピー，スキャン，デジタルデータ化など）は，「私的使用のための複製」などの著作権法上の限られた例外を除き禁じられています．また私的使用に該当する場合であっても，請負業者等の第三者に依頼し上記の行為を行うことは違法となります．

JCOPY ＜出版者著作権管理機構　委託出版物＞
本書をコピーやスキャン等により複製される場合は，そのつど事前に出版者著作権管理機構（電話 03-5244-5088，FAX 03-5244-5089，e-mail：info@jcopy.or.jp）の許諾を得てください．

本書に付属する動画コンテンツについて

本書 p.119 に掲載している通り，関連する動画を以下の方法にてインターネット上で視聴することができます．

◆パソコンで視聴する方法

以下の URL にアクセスし，該当項目をクリックすることで動画を視聴することができます．

https://www.ishiyaku.co.jp/ebooks/239850/

［動作環境］
　Windows 7 以上の Microsoft Edge，Google Chrome 最新版
　MacOS 10.10 以上の Safari 最新版

◆スマートフォン・タブレットで視聴する方法

上記の URL を入力するか，以下の QR コードを読み込んでサイトにアクセスし，該当項目をクリックすることで動画を視聴することができます．

［動作環境］
　Android 6.0 以上の Google Chrome 最新版
　iOS 11 以上の Safari 最新版
　※フィーチャーフォン（ガラケー）には対応しておりません．

◆注意事項

・お客様がご負担になる通信料金について十分にご理解のうえご利用をお願いします．
・本コンテンツを無断で複製・公に上映・公衆送信（送信可能化を含む）・翻訳・翻案することは法律により禁止されています．

◆お問い合わせ先

以下のお問い合わせフォームよりお願いいたします．
URL：https://www.ishiyaku.co.jp/ebooks/inquiry/